DIETA CHETOGENICA PER DONNE OVER 50

100 RICETTE PER SCOPRIRE PASSO DOPO PASSO I SEGRETI PER BRUCIARE I GRASSI E PERDERE PESO RAPIDAMENTE, EQUILIBRARE GLI ORMONI, AUMENTARE L'ENERGIA E TORNARE GIOVANI CON LA DIETA CHETOGENICA.

I0145762

CESARINO BRUNO

SOMMARIO

SOMMARIO 3

INTRODUZIONE 7

COLAZIONE E BRUNCH 9

  1. Cialde grigliate ai lamponi 10

  2. Tortilla di lino cheto 12

  3. Scramble Di Salsiccia Di Soia 14

  4. Farina d'avena cheto vegana 16

  5. Uova strapazzate al muschio di mare 18

  6. frittelle alla farina di cocco 21

  7. French toast speziato alla zucca 23

  8. Pagnotta di pane alla zucca Keto 25

  9. Cialde speziate di torta di zucca 28

  10. Cialde di cavolfiore per la colazione 31

  11. Pulled pork e waffle 33

  12. Hamburger per la colazione cheto 36

  13. Cialde al jalapeno cheddar 39

  14. Mini ciambelle al pancake cheto 41

  15. Frittata di pancetta cheddar ed erba cipollina 43

ANTIPASTO E SNACK 46

  16. Gocce di cocco e mandorle 47

  17. Alette di pollo al chipotle alle more 49

  18. Barrette di grasso alle noci pecan d'acero 51

  19. Antipasti di cavolfiore cheto 53

  20. Tazze Pizza Seitan 55

  21. Morsi Di Torta Di Zucca 57

  22. Tazze snack in gelatina ad alto contenuto proteico 59

  23. Morsi energetici superfood 61

24. Quadrati di chia al burro di mandorle 63

25. Cheesecake al lime a basso contenuto di carboidrati 66

26. Keto tater tots 69

PORTATA PRINCIPALE **72**

27. Scampi 73

28. Spaghetti e polpette abbondanti 75

29. Risotto ai funghi e pollo 77

30. Cavolo non ripieno 80

31. Maccheroni e formaggio 82

32. Pasta di zucchine con pollo e broccoli 84

33. Curry di pollo a basso contenuto di carboidrati 86

34. Tagliatelle Di Pollo E Zucchine 88

35. Salmone con salsa al dragoncello 90

36. Tagliatelle Di Zucchine Con Parmigiano 92

37. Salmone affumicato Keto e avocado 94

38. pollo asiatico 96

39. Cozze cheto 98

40. Offerte di pollo al cocco Keto 100

41. Sformato di hamburger Shiitake e formaggio 102

42. Manzo al sesamo cheto 104

43. Costolette di cheto alla griglia 107

44. Verdure grigliate Keto 109

45. Costata di manzo alla griglia alla toscana 111

46. Spiedini di polpette di Keto 113

47. Costolette di agnello Keto alla griglia 116

48. Keto Jerk Chicken 118

49. Pollo in padella 121

50. Zuppa di zucca speziata 124

51. Parmigiano di pollo semplice 128

ZUPPE, STUFATI E CURRIES 131

52. Zucca Al Curry 131

53. Zuppa di piselli Gungo 133

54. Vellutata Di Zucca 136

55. Zucca serpente 138

56. Zuppa Di Gamberi Al Cocco 140

57. Pollo al curry a basso contenuto di carboidrati 143

58. Pollo in umido rosolato 145

59. Zuppa di conchiglie al latte di cocco 148

60. Zuppa Di Porri 151

61. Zuppa di lenticchie 153

62. Zuppa Di Zucca 156

63. Zuppa di gocce di uova Keto 159

64. Zuppa di gamberi 161

INSALATE 164

65. Insalata di salmone dell'isola 165

66. Insalata Di Pollo Allo Scatto 167

67. Insalata Di Broccoli 169

68. Insalata Cesare 171

69. Insalata di avocado, peperoni e carote 173

70. Slaw asiatico 175

71. Barbabietole in salamoia allo zenzero con cannella 177

72. Insalata Di Conchiglie 179

73. Insalata Verde Mista Con Pollo Alla Griglia 181

74. Insalata di tofu e cavolo cinese 183

75. Insalata vegana di cetrioli Keto 185

76. Fattoush con zucca e mela 187

77. Panzanella con Teste di violino 190

78. Insalata di verdure tritate e drupacee 193

79. Insalata Di Prezzemolo E Cetrioli Con Feta 195

80. Insalata Tripla Di Piselli 197

DOLCE **199**

81. Crostatine di ananas e cocco 200

82. ChetoGizada 203

83. Mele Otaheiti in camicia nel vino 205

84. Budino Di Guaiava 207

85. Budino di papaia chia 209

86. Budino Di Mais 211

87. Sorbetto al lime e avocado al coriandolo 213

88. Gelato alla keto moka 215

89. Ciambelle al cioccolato e ciliegie 217

90. Budino di more cheto 219

91. Crema Al Limone 221

92. Latte cremoso di mandorle/noci 223

93. Crema al cioccolato 225

94. Torta Di Lime Chiave 227

95. Granita di fragole 230

96. Crostata di cachi e mandarino 233

97. Pane alla zucca cheto 236

98. Biscotti Keto Mini Buckeye 238

99. Brownies al cioccolato Keto 240

100. Torta vegana di mousse al cioccolato 242

CONCLUSIONE **245**

INTRODUZIONE

Vi siete mai chiesti se esiste una dieta che vi permetta di bruciare i grassi molto velocemente e allo stesso tempo vi permetta di mangiare i vostri cibi preferiti? So che sembra assurdo, visto che tutte le diete lo vietano, ma questa è diversa e si chiama Dieta Keto.
Ascoltatemi...

So come vi sentite, il vostro corpo ha bisogno di più energia e vorreste tornare a essere la ragazza che eravate.

Non preoccuparti però, questo libro è qui per te!

Imparerete PASSO PER PASSO:

- I benefici della dieta Keto e come può cambiare la vita di una donna over 50
- Il metodo specifico per sapere se siete entrati in chetosi
- 5 tipi di alimenti da evitare assolutamente
- Come trovare il corretto equilibrio tra carboidrati, grassi e proteine
- Un piano alimentare di 14 giorni e come creare il vostro
- Tanti consigli per il successo della chetosi
- I migliori esercizi che potete fare durante la dieta chetoide e una routine di esercizi di 7 giorni
- 28 ricette deliziose che vi faranno dimenticare di essere a dieta
- ... e molto altro ancora!

Signora...

Non volete bruciare tutti i vostri grassi e rimettervi in forma una volta per tutte?

Non volete guadagnare più energia e ricominciare a sentirvi bene?

Non volete ritrovare la ragazza che è in voi e tornare giovani?

Anche se avete già provato in tanti modi diversi e con tante diete diverse...

...questa è la vostra occasione, quella che cercavate da tempo, quella che può cambiare la vostra vita!.

COLAZIONE E BRUNCH

1. Cialde grigliate ai lamponi

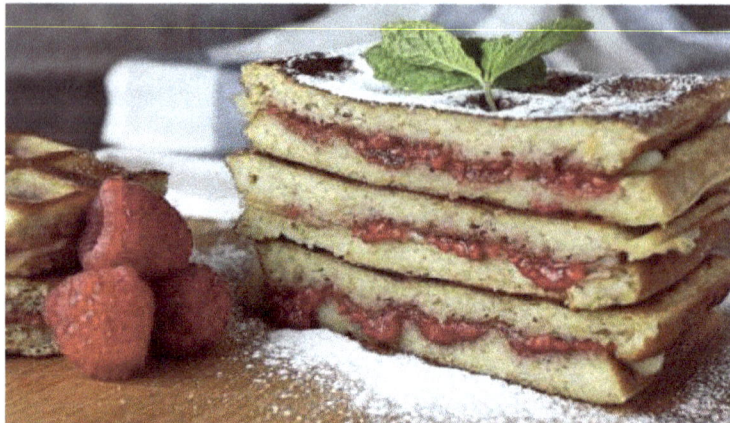

FA: 2
TEMPO TOTALE: 10 minuti

INGREDIENTI
LE CIALDE
- 1/2 tazza di farina di mandorle
- 2 cucchiai di farina di semi di lino
- 1/3 tazza di latte di cocco
- 1 cucchiaino di estratto di vaniglia
- 1 cucchiaino di lievito per dolci
- 2 cucchiai di dolcificante keto-friendly
- 7 gocce di Stevia Liquida

IL RIEMPIMENTO
- 1/2 tazza di lamponi
- Scorza di 1/2 limone
- 1 cucchiaio di succo di limone
- 2 cucchiai di burro vegano
- 1 cucchiaio di dolcificante cheto-friendly

INDICAZIONI
a) In una ciotola capiente, unire tutti gli ingredienti dei waffle.
b) Preriscaldate una macchina per waffle e versatevi la pastella.
c) Lasciate cuocere fino a quando la luce diventa verde o il livello di vapore scende a un livello di sicurezza.
d) Sfornare le cialde e metterle da parte a raffreddare leggermente.
e) Scaldare il burro vegano e il dolcificante in una padella sul fuoco. Aggiungere i lamponi, il succo di limone e la scorza di limone. Mescolare finché non si addensa alla consistenza della marmellata.
f) Mettere il ripieno di lamponi tra due cialde e metterlo in una padella e cuocere per 1-2 minuti per lato.

2. Tortilla di lino cheto

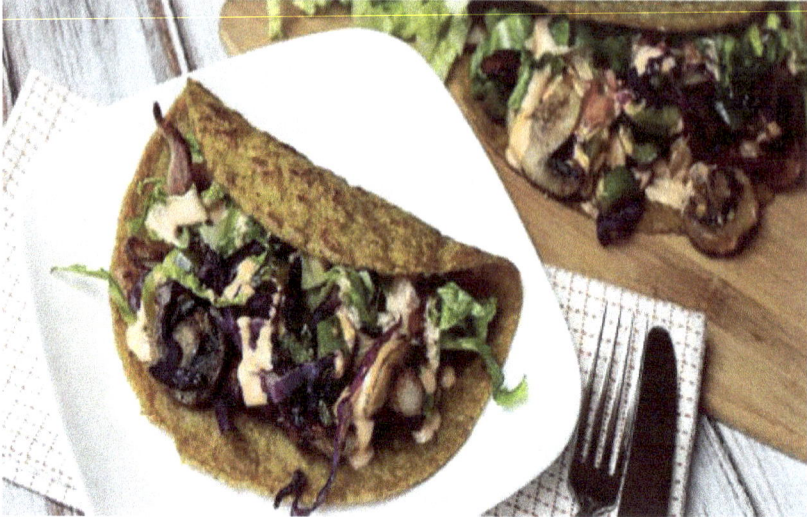

FA: 5
TEMPO TOTALE: 15 minuti

INGREDIENTI
- 1 tazza di farina di semi di lino dorati
- 2 cucchiai di semi di chia
- 2 cucchiaini di olio d'oliva
- 1/2 cucchiaino di curry in polvere
- 1 tazza di acqua filtrata
- 1 cucchiaino di farina di cocco

INDICAZIONI
a) In una ciotola capiente, unire bene tutti gli ingredienti secchi, tranne la farina di cocco e metà dell'olio d'oliva.
b) Mescolare accuratamente fino a quando il composto non forma una palla solida.
c) Cospargete l'impasto di farina di cocco e stendete l'impasto con un mattarello.
d) Ritaglia la tua tortilla con uno strumento rotondo largo.
e) Scaldare 1 cucchiaino di olio d'oliva in una padella a fuoco medio-alto. Quando l'olio è caldo, aggiungere la tortilla e friggere fino a ottenere la doratura desiderata.

3. Scramble Di Salsiccia Di Soia

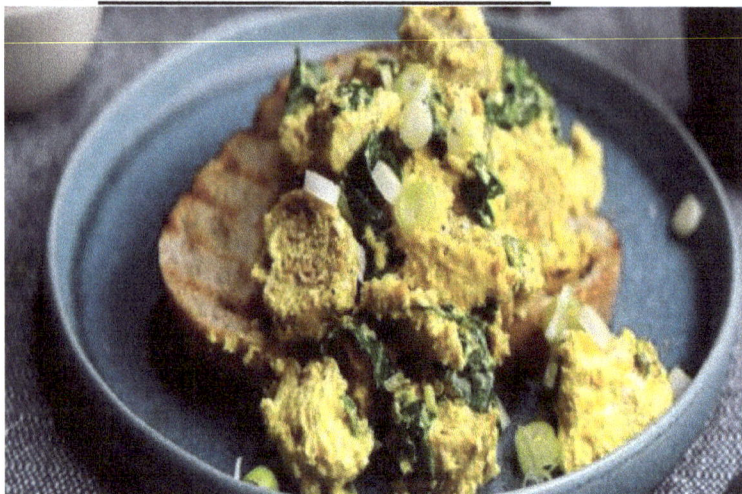

FA: 4
TEMPO TOTALE: 20 minuti

INGREDIENTI
- 2 cucchiai di olio d'oliva
- 1 piccola cipolla gialla dolce, tritata
- 12 once di salsiccia vegana, tritata
- 1 libbra di tofu sodo, sgocciolato e strizzato
- 1 cucchiaino di sale
- 1/4 cucchiaino di curcuma
- 1/4 cucchiaino di pepe nero appena macinato

INDICAZIONI
a) Scaldare l'olio in una padella capiente a fuoco medio.
b) Aggiungere la cipolla e la salsiccia vegana, coprire e far rosolare per 5 minuti o fino a quando la salsiccia non sarà dorata.
c) Aggiungere il tofu, il sale, la curcuma e il pepe e mescolare per amalgamare. Cuocere, mescolando di tanto in tanto fino a quando il liquido non sarà stato assorbito, circa 10 minuti.
d) Assaggia e regola i condimenti secondo necessità, quindi servi.

4. Farina d'avena cheto vegana

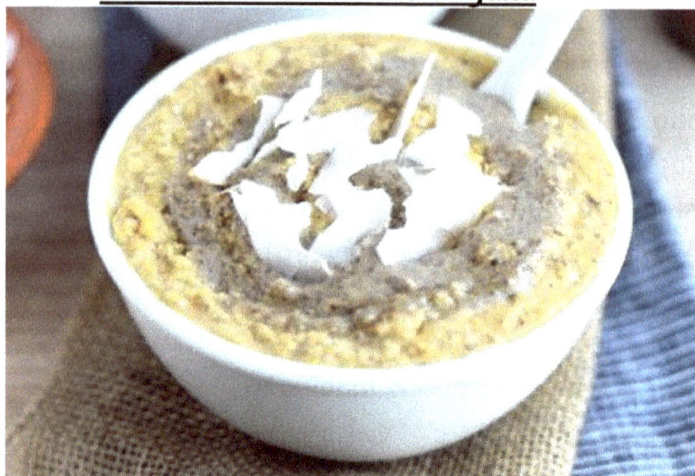

FA: 1
TEMPO TOTALE: 5 minuti

INGREDIENTI

- 2 cucchiai di semi di lino macinati
- 2 cucchiai di semi di chia
- 2 cucchiai di cocco grattugiato non zuccherato
- 2 cucchiai di dolcificante granulato a scelta
- 1/2 tazza di acqua calda
- 1/2 tazza di latte di cocco freddo non zuccherato

INDICAZIONI

a) Unire gli ingredienti secchi in una piccola terrina e mescolare accuratamente.

b) Mescolare in mezzo bicchiere di acqua calda, facendo in modo che il composto sia molto denso. Unire il latte di cocco fino a ottenere una "farina d'avena" densa e cremosa.

c) Servire con condimenti/mix-in desiderati.

5. Uova strapazzate al muschio di mare

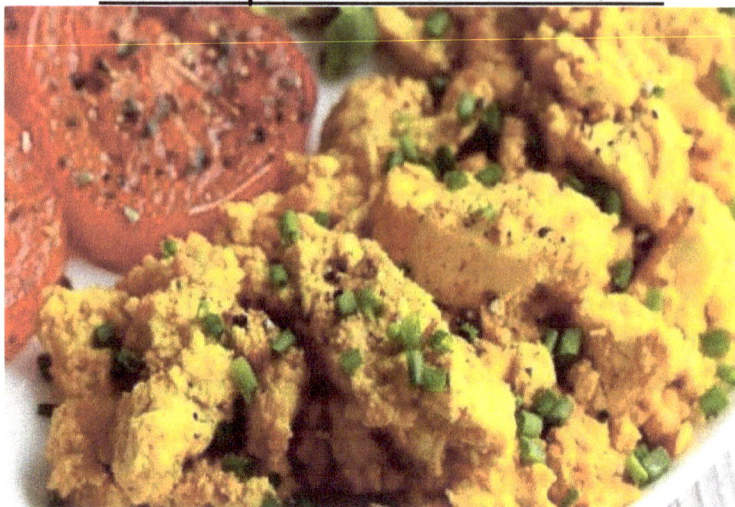

FA4 porzioni

INGREDIENTI:
SALSA
- 2 cucchiai di gel al muschio marino
- 3 cucchiai di brodo vegetale o brodo
- 1/2 cucchiaino di pepe di Caienna
- 1/4 cucchiaino di garam masala
- 1/2 cucchiaino di zenzero fresco grattugiato
- 1/2 cucchiaino di salgemma himalayano

SCRAMBLE DI TOFU
- 1/2 di un peperone grande
- 1/2 cipolla grande
- 1 cipollotto
- 10 funghi medi
- 1 tazza di cavolo cappuccio
- 1 blocco da 250 g di tofu duro
- Olio da cucina a scelta

VERDURE DI STAGIONALE
- Zucchine
- Broccoli
- Cavolfiore
- Zucca di bottoni

INDICAZIONI:
a) Premi il tofu in una pressa per tofu (se ne hai una) per circa mezz'ora. Assicurati di avere del tofu duro.
b) Questo può richiedere da 10 a 15 minuti, quindi inizia mentre prepari il resto degli ingredienti per le tue uova strapazzate vegane speziate. Assicurati di far uscire quanta più acqua possibile per evitare un impasto molle.
c) Mentre il tofu viene pressato, tritare le cipolle, i peperoni, i funghi e il cipollotto. Grattugiare lo zenzero e metterlo da parte in una ciotola separata per la salsa.

d) Scaldare la padella e aggiungere l'olio da cucina.

e) Soffriggere la cipolla finché non diventa dorata.

f) Aggiungere i funghi e lasciarli sgocciolare un po' d'acqua e far restringere. Quindi aggiungere i peperoni e un po' di brodo vegetale o brodo. Non aggiungere troppo liquido poiché il tofu lo assorbirà e diventerà molle se aggiunto in seguito. Lasciar cuocere a fuoco basso per 2 minuti, mescolando di tanto in tanto. Se lo lasci riposare e glassa un po' prima di aggiungere il brodo vegetale, otterrai più consistenza e sapore nel peperone.

g) Togliere le verdure cotte dalla padella e metterle da parte per il passaggio successivo.

h) Sbriciola il tuo tofu nella padella in un mix di pezzi di dimensioni, questo aggiunge più consistenza al piatto. Soffriggere il tofu con un po' d'olio fino a quando non sarà ben caldo. Questo normalmente può richiedere da 2 a 3 minuti.

i) Mentre il tofu cuoce, mescola la salsa aggiungendo le spezie con un po' del tuo brodo vegetale o brodo e il gel di muschio di mare. Dovrebbe avere all'incirca la stessa consistenza di una salsa densa. Assicurati che questo sia ben amalgamato.

j) Versa la salsa sul tofu nella padella e assicurati di ricoprire il tofu mescolando. Continuare a mescolare a fuoco medio finché la salsa non si addensa e si attacca al tofu.

k) Quando la salsa avrà iniziato ad assumere un aspetto più denso, rimettete le verdure nella padella e mescolate per riscaldare.

l) Aggiungere il cavolo cappuccio e continuare a scaldare mescolando per 1 minuto fino a quando il cavolo cappuccio non appassisce leggermente.

m) Aggiungi le tue uova strapazzate vegane deliziosamente speziate a qualsiasi altro accompagnamento.

6. frittelle alla farina di cocco

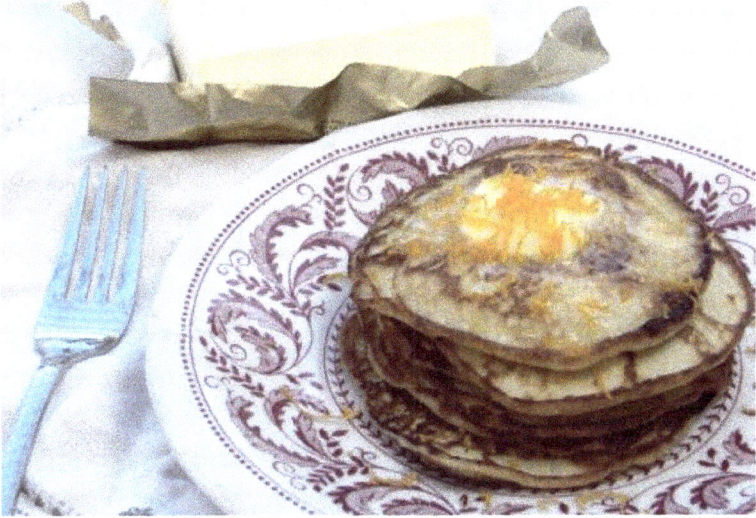

FA: 2

INGREDIENTI:

- $\frac{1}{4}$ tazza di farina di cocco
- 1 cucchiaio di gel di muschio marino
- 4 uova al pascolo, a temperatura ambiente
- 1 cucchiaio colmo. burro ammorbidito o olio di cocco
- $\frac{1}{2}$ tazza di latte di cocco in scatola
- Olio di cocco o burro chiarificato, per la padella

INDICAZIONI:

a) Inizia a riscaldare una padella in ghisa condita o una padella smaltata a fuoco medio.

b) Sbatti insieme la farina di cocco e il gel di muschio marino.

c) Incorporate le uova, sbattendo fino a ottenere una pasta liscia.

d) Unire il burro/olio di cocco fino ad ottenere un composto omogeneo, quindi aggiungere il latte di cocco.

e) Cuocere i pancake nella padella calda con olio di cocco/ghee.

f) Cuocere fino a quando i bordi e il centro iniziano a sembrare opachi, quindi capovolgere.

7. French toast speziato alla zucca

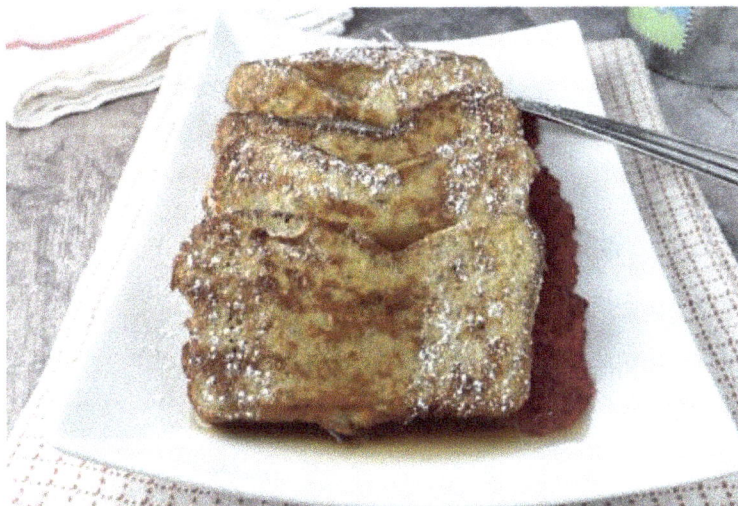

Per un totale di 2 porzioni.

INGREDIENTI

- 4 fette di pane alla zucca
- 1 uovo grande
- 2 cucchiai di panna
- 1/2 cucchiaino di estratto di vaniglia
- 1/8 cucchiaino di estratto di arancia
- 1/4 cucchiaino di spezie per torta di zucca
- 2 cucchiai di burro

INDICAZIONI

a) Asciugare 4 fette di Pane alla Zucca per questa ricetta.

b) Ho fatto 2 lotti con questo, quindi le immagini mostrano un extra. In un piccolo contenitore, mescola l'uovo, la panna, l'estratto di vaniglia, l'estratto di arancia e le spezie per torta di zucca.

c) Immergete il pane nel composto e lasciatelo in ammollo per circa 5 minuti.

d) Capovolgere il pane e lasciare in ammollo per altri 5 minuti.

e) In una padella, mettete a fuoco medio-basso e mettete al centro il burro. Lasciate cuocere il burro finché non inizia a dorarsi.

f) Una volta che il burro sarà dorato, aggiungete il pane che ha ormai ammollato quasi tutto il composto. Lasciate cuocere per circa 3-4 minuti per lato, o fino a doratura. Capovolgere e cuocere dall'altro lato fino al termine.

g) Completare con swerve in polvere e/o sciroppo d'acero cheto

8. Pagnotta di pane alla zucca Keto

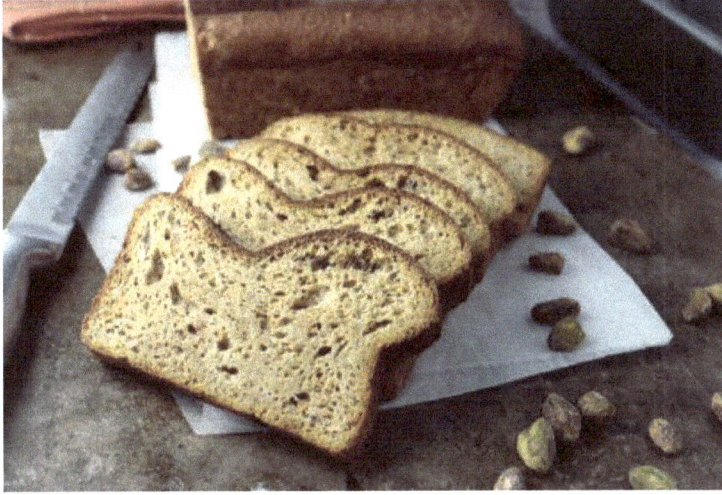

FA 10 FETTE

INGREDIENTI
- 1 1/2 tazza di farina di mandorle
- 3 albumi grandi
- 1/2 tazza di purea di zucca
- 1/2 tazza di latte di cocco
- (dalla scatola)
- 1/4 tazza di polvere di buccia di psillio
- 1/4 tazza di dolcificante Swerve
- 2 cucchiaini di lievito per dolci
- 1 1/2 cucchiaino di spezie per torta di zucca
- 1/2 cucchiaino di sale kosher

INDICAZIONI
a) Misurare tutti gli ingredienti secchi in un setaccio.
b) Setacciare tutti gli ingredienti in una ciotola capiente. Preriscalda il forno a 350F. Riempi una teglia 9×9 con circa 1 tazza d'acqua e posizionala sul ripiano inferiore del forno.
c) Aggiungere la purea di zucca e il latte di cocco e mescolare bene. Dovresti avere un impasto abbastanza resistente quando finisci di impastare.
d) Montare gli albumi in una seconda ciotola. Se necessario, aggiungete un po' di cremor tartaro agli albumi per mantenerli stabili.
e) Incorporate in modo aggressivo 1/3 degli albumi all'impasto in modo che parte dell'umidità venga assorbita. Quindi aggiungere il resto degli albumi e incorporarli delicatamente all'impasto.

f) Ungete bene una teglia standard per il pane (con burro o olio di cocco).

g) Quindi, stendere l'impasto nella teglia.

h) Cuocere il pane per 75 minuti. Facoltativamente aggiungere 1/4 di tazza di pistacchi

i) Sfornare la pagnotta e lasciarla raffreddare.

9. Cialde speziate di torta di zucca

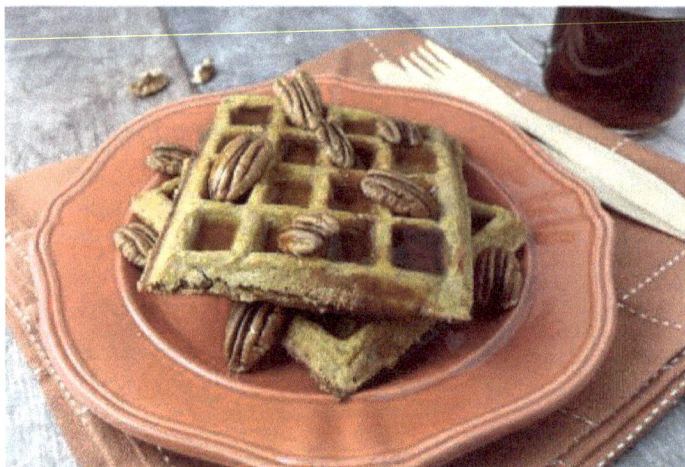

INGREDIENTI

- 1/2 tazza di farina di mandorle
- 2 cucchiai di farina di semi di lino
- 1/3 tazza di latte di cocco
- (dalla scatola)
- 1/4 tazza di zucca in scatola
- 1 1/2 cucchiaino di spezie per torta di zucca
- 1 cucchiaino di estratto di vaniglia
- 1 cucchiaino di lievito per dolci
- 2 uova grandi
- 3 cucchiai di dolcificante Swerve
- 7 gocce di Stevia Liquida

INDICAZIONI

a) In una grande caraffa graduata, unire tutti gli ingredienti umidi.

b) Mescolare bene gli ingredienti umidi fino a quando non è visibile poco o nessun bianco d'uovo.

c) Metti tutti gli ingredienti secchi in un setaccio.

d) Setacciare tutti gli ingredienti secchi negli ingredienti umidi.

e) Mescolare la pastella fino a quando tutto è amalgamato. La pastella dovrà risultare leggermente acquosa ma risulterà perfettamente croccante all'esterno e morbida all'interno.

f) Ungete la vostra macchina per waffle con uno spray all'olio di cocco, quindi versate la pastella sulla piastra per waffle quando indica che è pronta.

g) Una volta che la piastra per waffle ti dice che i tuoi waffle sono pronti, controllali per vedere se devono durare più a lungo. In caso contrario, togliere i waffle dal ferro e tagliarli secondo necessità.

10.   Cialde di cavolfiore per la colazione

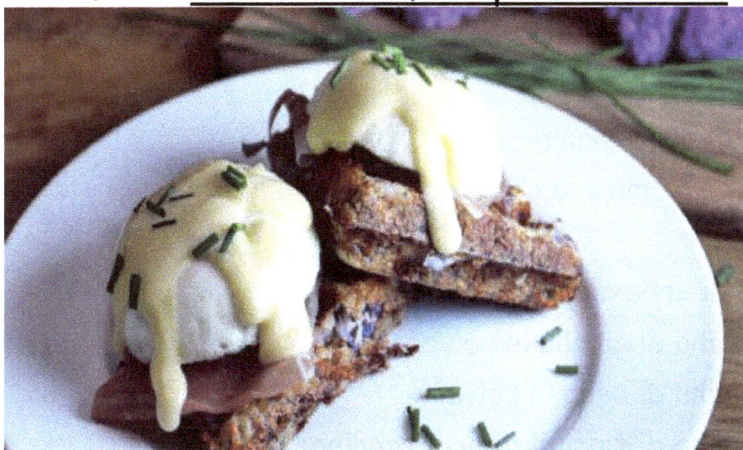

INGREDIENTI

- 1 – 1 1/2 tazza di cavolfiore crudo grattugiato
- 1/2 tazza di mozzarella
- 1/4 tazza di parmigiano
- 1/2 tazza di formaggio cheddar
- 3 uova grandi
- 3 cucchiai di erba cipollina, tritata
- 1/2 cucchiaino di cipolla in polvere
- 1/2 cucchiaino di aglio in polvere
- 1/4 cucchiaino di fiocchi di peperoncino
- Sale e pepe a piacere
- Uova alla Benedict (monoporzione)
- Crema Spalmabile Di Salmone Alle Erbe (monoporzione)

INDICAZIONI

a) Prepara il cavolfiore fresco e l'erba cipollina. Spezzettate il cavolfiore in cimette.

b) Grattugiare il cavolfiore e il formaggio con il robot da cucina, quindi rimuovere la ciotola dalla base.

c) Aggiungere l'erba cipollina tritata, 3 uova e il condimento a piacere.

d) Scaldare la macchina per waffle in stile belga e quando è pronta versare il composto di cavolfiore nella macchina per waffle.

e) Lasciate cuocere, girate e cuocete dall'altro lato.

f) Fai la tua scelta su cosa condire.

11.   Pulled pork e waffle

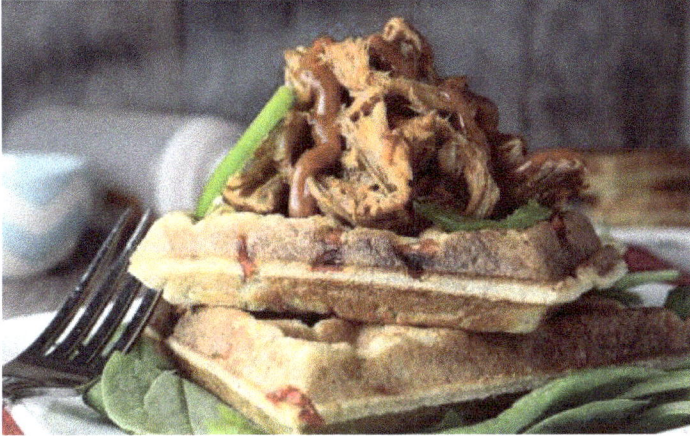

PER FA: 4 PERSONE

INGREDIENTI
- 16 once. Maiale tirato
- 1 tazza di farina di mandorle
- 1 cucchiaino di lievito per dolci
- 1/2 cucchiaino di sale
- 3 uova grandi
- 2 cucchiai di burro
- 1/4 tazza di panna acida
- 2 cucchiai di farina di semi di lino dorati
- 1 cucchiaio di polvere di buccia di psyllium
- 1/4 tazza di latte di cocco
- 2 cucchiai di peperoncino rosso tritato
- 1/4 tazza di salsa barbecue

INDICAZIONI
a) Inizia preparando la salsa barbecue. Aggiungo un po' di lime per una nota extra acida al mio.
b) Amalgamare tutti gli ingredienti tranne il pull pork. Aggiungere prima gli ingredienti secchi, poi bagnati. Quando la pastella si sarà amalgamata, aggiungete il peperoncino.
c) Versa la pastella nella tua macchina per waffle.
d) Quando la macchina per waffle ti dice che è pronto, estrai i waffle e adagiali su carta assorbente.
e) Mentre la cialda cuoce, mettere in una padella il maiale stirato e cuocere a fuoco medio-basso. Aggiungere circa 3 cucchiai di salsa BBQ e mescolare.
f) Una volta che i tuoi waffle sono pronti, il tuo maiale stirato dovrebbe essere riscaldato e pronto per essere servito.

g) Aggiungi il maiale stirato sulla parte superiore dei tuoi waffle e aggiungi un po 'più di salsa barbecue.

h) Facoltativamente, servire con panna acida extra e una fetta di jalapeño fresco per un tocco di sapore e spezie.

12. Hamburger per la colazione cheto

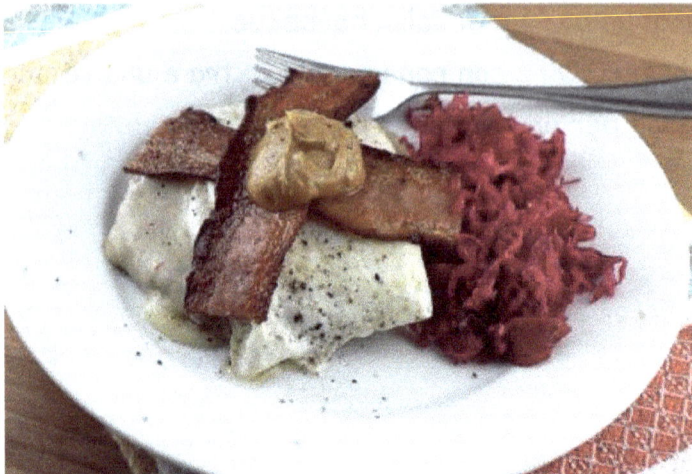

PER FA: 2 PORZIONI

INGREDIENTI
- 4 once. Salsiccia
- (2 once per porzione)
- 2 once Formaggio al peperoncino
- 4 fette di Pancetta
- 2 uova grandi
- 1 cucchiaio. Burro
- 1 cucchiaio. Polvere PB Fit
- Sale e pepe a piacere

INDICAZIONI
a) Inizia cuocendo la pancetta. Adagiate le strisce (quante ne volete) su una griglia sopra una teglia. Infornare a 200°C per 20-25 minuti o fino a quando non saranno croccanti.

b) Mescolare insieme il burro e la polvere PB Fit in un piccolo contenitore per reidratarsi.

c) Accantonare.

d) Formate le polpette di salsiccia e cuocetele in padella a fuoco medio-alto.

e) Capovolgi quando il lato inferiore è dorato.

f) Grattugiare il formaggio e averlo pronto.

g) Quando l'altro lato del tortino di salsiccia è rosolato, aggiungere il formaggio e coprire con una cloche o un coperchio.

h) Togliere le polpette di salsiccia con il formaggio fuso e mettere da parte. Friggere un uovo facilmente nella stessa padella.

i) Assembla tutto insieme: tortino di salsiccia, uovo, pancetta e reidratato

13.   Cialde al jalapeno cheddar

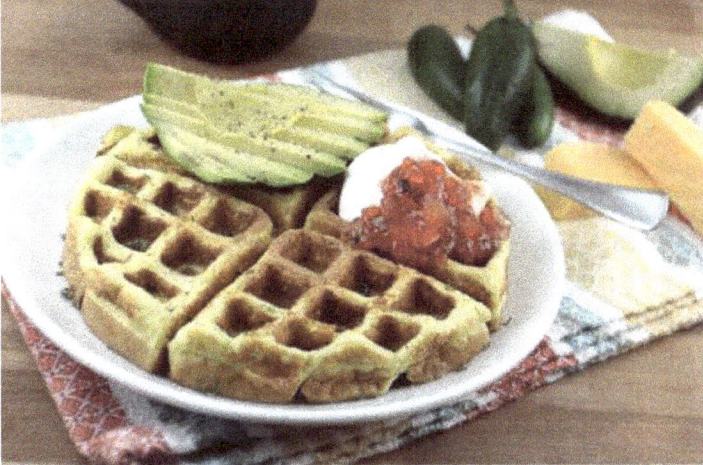

PER FA: 2 PERSONE

INGREDIENTI

- 3 once. Crema di formaggio
- 3 uova grandi
- 1 cucchiaio. Farina di cocco
- 1 cucchiaino. Polvere di buccia di psillio
- 1 cucchiaino. Lievito in polvere
- 1 oncia. Formaggio cheddar
- 1 Jalapeno piccolo
- Sale e pepe a piacere

INDICAZIONI

a) Mescolare insieme tutti gli ingredienti tranne il formaggio e il jalapeno utilizzando un frullatore ad immersione.

b) Quando gli ingredienti sono ben amalgamati e lisci, aggiungere il formaggio e il jalapeno.

c) Usa di nuovo un frullatore a immersione per assicurarti che tutti gli ingredienti siano ben amalgamati.

d) Scaldare la piastra per waffle, quindi versare il composto per waffle. Ci sono voluti circa 5-6 minuti in totale per cucinare per me.

e) Completa con i tuoi condimenti preferiti e servi!

14. <u>Mini ciambelle al pancake cheto</u>

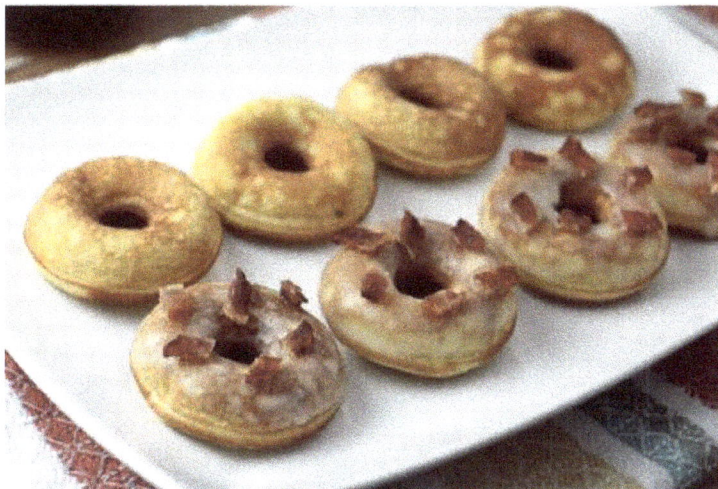

INGREDIENTI

- 3 once. Crema di formaggio
- 3 uova grandi
- 4 cucchiai Farina di mandorle
- 1 cucchiaio. Farina di cocco
- 1 cucchiaino. Lievito in polvere
- 1 cucchiaino. Estratto di vaniglia
- 4 cucchiai Eritritolo
- 10 gocce di Stevia liquida

INDICAZIONI

a) Inserite tutti gli ingredienti all'interno di un contenitore e mescolateli con un frullatore ad immersione.

b) Assicurati di continuare a mescolare il tutto per circa 45-60 secondi, assicurandoti una pastella liscia e leggermente addensata.

c) Scaldare la macchina per ciambelle e spruzzare con olio di cocco per garantire proprietà antiaderenti. Versare la pastella in ogni cavità della macchina per ciambelle, riempiendola per circa il 90%.

d) Lasciate cuocere per 3 minuti da un lato, poi girate e cuocete per altri 2 minuti. Questo è più tempo di quanto il mio creatore di ciambelle mi dice di cucinarli, ma ho scoperto che sono leggermente crudi se ascolti il creatore di ciambelle.

e) Togliere le ciambelle dalla macchina per ciambelle e metterle da parte a raffreddare. Ripetere il processo con il resto della pastella.

15.   Frittata di pancetta cheddar ed erba cipollina

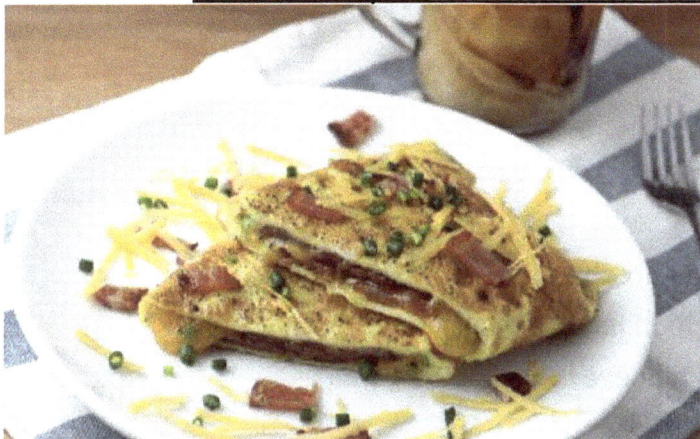

PER FA: 1 PORZIONE

INGREDIENTI

- 2 fette di Pancetta, già cotta
- 1 cucchiaino. Pancetta Grassa
- 2 uova grandi
- 1 oncia. Formaggio cheddar
- 2 steli Erba cipollina
- Sale e pepe a piacere

INDICAZIONI

a) Assicurati di avere tutti gli ingredienti pronti per l'uso poiché la frittata cuocerà rapidamente. Sminuzzare il formaggio, precuocere la pancetta e tritare l'erba cipollina.

b) Scaldare una padella con il grasso della pancetta a fuoco medio-basso. Vuoi che emetta una discreta quantità di calore quando passi la mano sopra la padella. Aggiungere le uova e condire con erba cipollina, sale e pepe.

c) Quando i bordi iniziano a solidificarsi, aggiungi la pancetta al centro e lascia cuocere per 20-30 secondi in più. Quindi, spegnere il fuoco sul fornello.

d) Aggiungere il formaggio sopra la pancetta, assicurandosi che sia centrato. Quindi, prendi due bordi della frittata e piegali sul formaggio. Tieni i bordi lì per un momento poiché il formaggio deve sciogliersi parzialmente per fungere da "colla" per tenerli in posizione.

e) Fate lo stesso con gli altri bordi, creando una sorta di burrito, poi girate e lasciate cuocere ancora un po' nella padella ora calda.

f) Servire con un po' di formaggio extra, pancetta ed erba cipollina sopra se lo si desidera, ma di per sé è semplicemente delizioso.

ANTIPASTO E SNACK

16.   Gocce di cocco e mandorle

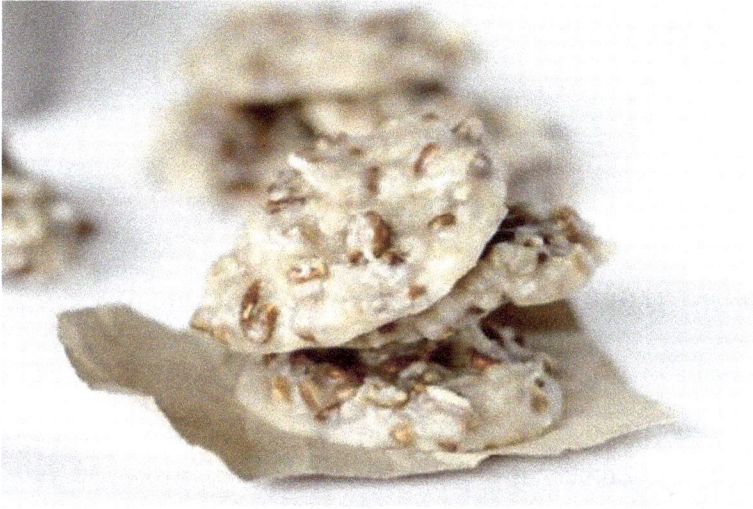

PER FA: 20 gocce grandi
TEMPO DI COTTURA: 45 minuti
TEMPO DI PREPARAZIONE:15 minuti

INGREDIENTI

- 2 tazze (500 ml) di acqua
- 2 tazze (150) di cocco essiccato non zuccherato
- 1 cucchiaio di zenzero fresco grattugiato
- $\frac{1}{4}$ di tazza (30 g) di mandorle, tritate grossolanamente

INDICAZIONI:

a) Imburrate una teglia e mettetela da parte. Portare l'acqua a ebollizione in una casseruola pesante a fuoco alto. Aggiungere il cocco e lo zenzero, ridurre il fuoco a medio e cuocere per 15 minuti.

b) Alzare la fiamma al massimo e cuocere il composto fino a renderlo denso e appiccicoso, per circa 20-30 minuti, mescolando spesso. Versare un po' di composto in un bicchiere di acqua fredda. Se si trasforma in una palla, è fatta. Spegnere il fuoco e unire le noci.

c) Usando un cucchiaino unto, versa il composto sulla teglia preparata e lascia raffreddare le caramelle.

17. <u>Alette di pollo al chipotle alle more</u>

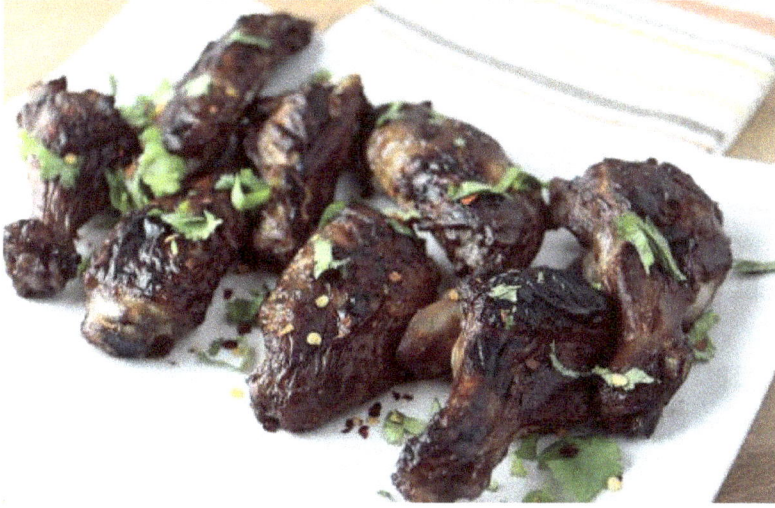

FA: 20
TEMPO TOTALE: 20 minuti

INGREDIENTI
- 3 libbre Alette di pollo, macellate
- 1/2 tazza di confettura di chipotle alle more
- 1/2 tazza di acqua
- Sale e pepe a piacere

INDICAZIONI
a) Preriscaldare il forno a 400 gradi Fahrenheit.
b) Unire la marmellata di chipotle alle more e l'acqua in un piatto da portata.
c) In un sacchetto di plastica, unire 2/3 della marinata con le ali di pollo, sale e pepe. Marinare per 10 minuti o più.
d) Scolare le ali di pollo e disporle su una griglia sopra una teglia.
e) Infornate a 200°C per 10 minuti, poi girate e spennellate ogni ala con la marinata rimanente.
f) Alzare la temperatura a 425°F e cuocere per altri 5 minuti o fino a quando non diventa croccante.
g) Sfornate, lasciate raffreddare e buon appetito!

Questo fa un totale di 20 ali di pollo Blackberry Chipotle. Per 4 ali, risulta essere 503 calorie, 39,1 g di grassi, 1,8 g di carboidrati netti e 34,5 g di proteine.

18. Barrette di grasso alle noci pecan d'acero

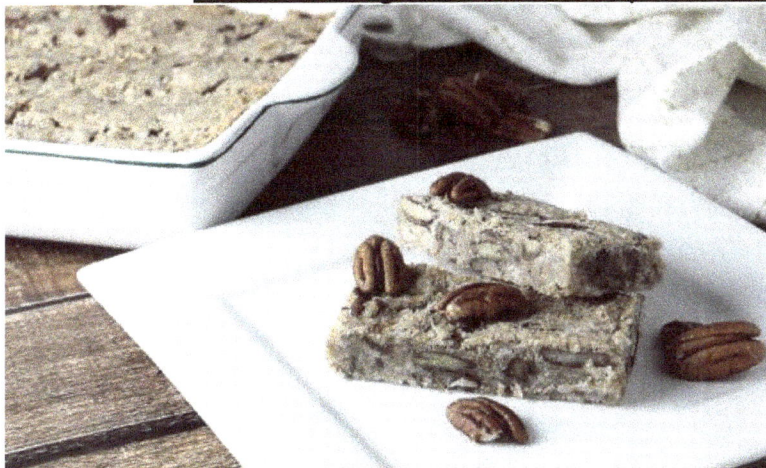

FA: 12
VOLTA: 20-25 minuti

INGREDIENTI
- 2 tazze di metà di noci pecan
- 1 tazza di farina di mandorle
- 1/2 tazza di farina di semi di lino dorati
- 1/2 tazza di cocco grattugiato non zuccherato
- 1/2 tazza di olio di cocco
- 1/4 cucchiaino di Stevia liquida

INDICAZIONI
a) Preriscalda il forno a 350 ° F e cuoci le metà del pellicano per 5 minuti.
b) Sfornate le noci pecan e mettetele in un sacchetto di plastica. Schiacciateli con un mattarello per fare dei tocchetti.
c) In una terrina, unire gli ingredienti secchi: farina di mandorle, farina di semi di lino dorati, cocco grattugiato e noci pecan tritate.
d) Aggiungere l'olio di cocco e la stevia liquida. Unire tutti gli ingredienti in una ciotola capiente fino ad ottenere un impasto friabile.
e) Mettere l'impasto in una pirofila e schiacciarlo.
f) Cuocere per 15 minuti a 350F, o fino a quando i lati non saranno leggermente dorati.
g) Con una spatola, tagliate in 12 fette e servite.

298,58 calorie, 29,71 g di grassi, 2,51 g di carboidrati netti e 4,74 g di proteine.

19.   Antipasti di cavolfiore cheto

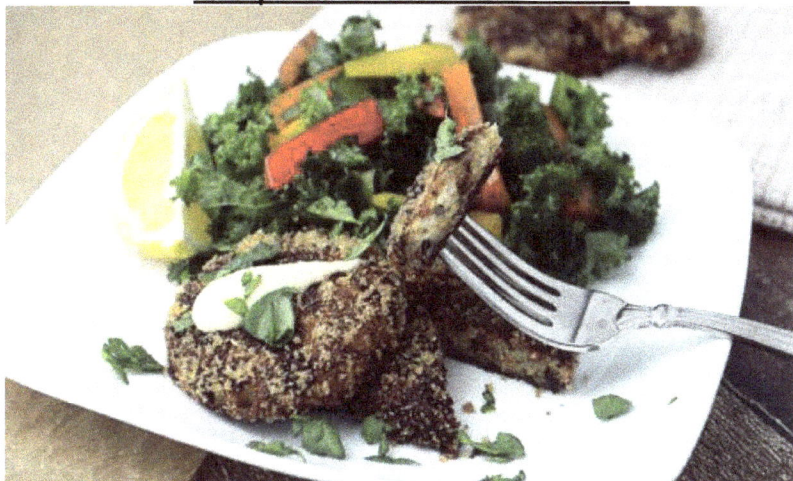

FA: 8
TEMPO TOTALE: 20 minuti

INGREDIENTI
- 14 once Cimette di cavolfiore, tritate
- 3 gambi medi di cipollotto
- 3 once Cheddar bianco tritato
- 1/2 tazza di farina di mandorle
- 1/2 cucchiaino di sale
- 3/4 cucchiaino di pepe
- 1/2 cucchiaino di fiocchi di peperoncino
- 1/2 cucchiaino di dragoncello, essiccato
- 1/4 cucchiaino di aglio in polvere
- 3 cucchiai di olio d'oliva
- 2 cucchiaini di semi di chia

INDICAZIONI
a) Preriscaldare il forno a 400 gradi Fahrenheit.
b) In un sacchetto di plastica, unire le cimette di cavolfiore, l'olio d'oliva, il sale e il pepe. Agitare energicamente fino a quando il cavolfiore non sarà ricoperto uniformemente.
c) Versare le cimette di cavolfiore su una teglia foderata di carta da forno. Cuocere per 5 minuti dopo.
d) Mettere il cavolfiore arrosto in un robot da cucina e frullare un paio di volte per romperlo.
e) In una terrina, unire tutti gli ingredienti (farina di mandorle) fino ad ottenere un composto appiccicoso.
f) Con il composto di cavolfiore ricavare delle polpette e passarle nella farina di mandorle.
g) Infornate a 200°C per 15 minuti, o finché l'esterno non sarà più croccante.
h) Sfornare e lasciar raffreddare un po' prima di servire!

20.   Tazze Pizza Seitan

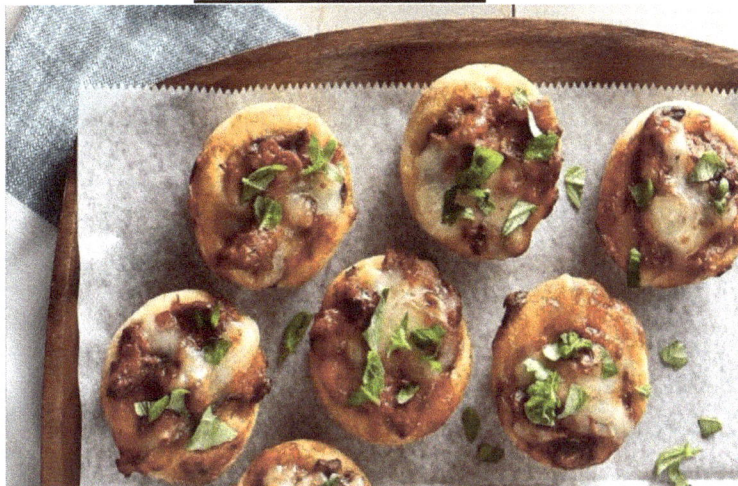

FA: 2
TEMPO TOTALE: 18 minuti

INGREDIENTI

- 1 oz di crema di formaggio intero
- 1 1/2 tazze di mozzarella
- 1 uovo grande, sbattuto
- 1 tazza di farina di mandorle
- 2 cucchiai di farina di cocco
- 1/3 tazza di salsa per pizza
- 1/3 tazza di formaggio cheddar grattugiato
- 1/2 confezione di seitan o circa 4 once, a dadini

INDICAZIONI

a) Preriscaldare il forno a 400°F.

b) Unire la crema di formaggio e la mozzarella in una ciotola capiente adatta al microonde e cuocere nel microonde per 1 minuto, mescolando più volte.

c) Unite l'uovo sbattuto e le due farine e mescolate velocemente fino a formare una palla. Impastare a mano fino a quando non diventa leggermente appiccicoso.

d) Dividere l'impasto in 8 pezzi. Disporre un pezzo tra due fogli di carta da forno unta e stenderlo con un mattarello.

e) Stendete ogni pezzo di impasto negli stampini per muffin imburrati in modo da formare dei piccoli pirottini.

f) Cuocere per 15 minuti o fino a doratura.

g) Sfornare e cospargere ciascuno con salsa per pizza, cheddar e seitan. Rimettete in forno per cinque minuti fino a quando il formaggio non si sarà sciolto.

h) Togliere dagli stampini per muffin e servire.

21.   <u>Morsi Di Torta Di Zucca</u>

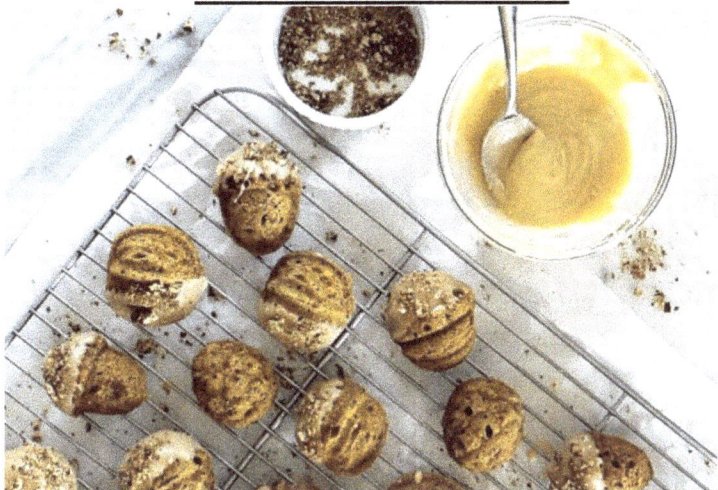

INGREDIENTI

INGREDIENTI SECCHI:

- 1 1/2 tazze di cocco essiccato
- 1 tazza di mandorle crude
- 1/2 tazza di noci crude
- 1/4 di tazza di semi di lino dorati macinati
- 1 cucchiaio di polvere di mesquite
- 1 cucchiaino di spezie per la zucca
- 1/2 cucchiaino di cannella
- 1/8 cucchiaino di sale minerale alto

INGREDIENTI UMIDI:

- 1/4 di tazza di pasta di muschio marino
- 1/4 di tazza di purea di zucca cotta fresca o in scatola
- 2 cucchiai di olio di cocco sciolto
- 1 cucchiaino di estratto di vaniglia

INDICAZIONI:

a) Lavorare gli ingredienti secchi in un robot da cucina fino a formare la farina.

b) Aggiungere gli ingredienti umidi ad eccezione della pasta di muschio marino e lavorare fino a quando non saranno combinati.

c) Aggiungere la pasta di muschio marino e lavorare fino a formare un impasto.

d) Mettere l'impasto in una ciotola, formare delle palline e passarle nel cocco tritato finemente.

e) Riponete in frigo per 1/2 ora e buon appetito!

22. Tazze snack in gelatina ad alto contenuto proteico

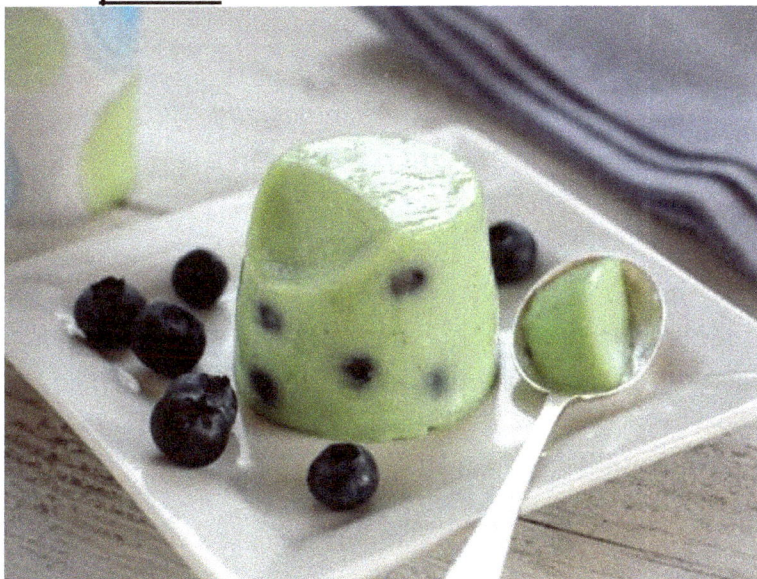

INGREDIENTI

- $\frac{1}{2}$ tazza d'acqua
- 1 cucchiaio di gel al muschio marino
- 1 $\frac{1}{2}$ tazza di estratto di vaniglia magro
- $\frac{1}{2}$ tazza di proteine del siero di latte in polvere
- 1 tazza di fragole fresche tritate o mirtilli interi
- 8 bicchieri usa e getta piccoli (4 once).

INDICAZIONI

a) Unisci l'acqua e il gel di muschio marino in un misurino o una ciotola adatta al microonde e infila fino a quando non sono combinati.

b) Microonde ad alta potenza per 2 minuti o fino a quando la gelatina non si sarà sciolta.

c) Aggiungere lo yogurt e le proteine del siero di latte in polvere e frullare fino ad ottenere un composto omogeneo.

d) Metti le tazze in una padella poco profonda o in un contenitore di plastica.

e) Riempi ogni tazza con $\frac{1}{4}$ di tazza di miscela di gelatina. Aggiungi 2 cucchiai di frutta a ciascuno.

f) Coprire con pellicola o coperchio e conservare in frigorifero fino a quando non si rapprende, circa 1 ora.

23. Morsi energetici superfood

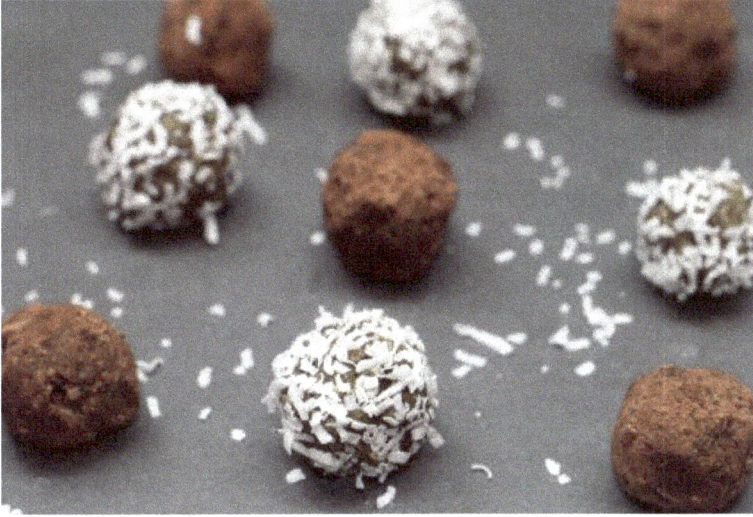

PER FA: 12 Palline

INGREDIENTI:
- 1 tazza di cocco grattugiato non zuccherato
- 1 tazza di spinaci freschi
- 2 cucchiai di olio di cocco, sciolto
- 1 cucchiaino di sale marino
- 2 cucchiai di gel di muschio marino
- 1 $\frac{1}{2}$ cucchiaino di cannella
- $\frac{1}{4}$ tazza di polvere di carruba o cacao in polvere
- $\frac{1}{4}$ tazza di cocco grattugiato

INDICAZIONI:
a) Nel tuo robot da cucina, unisci il cocco grattugiato, gli spinaci e l'olio di cocco e frulla fino a quando non sono ben amalgamati.
b) Quindi, aggiungi il gel di muschio marino, la cannella e il sale marino e frulla fino a quando non sarà ben miscelato.
c) Usando una paletta per pasta per biscotti o un cucchiaio, raccogli il composto in palline. Se lo desideri, arrotola i tuoi bocconcini energetici in polvere di carruba, cacao in polvere o cocco grattugiato.
d) Quindi, posiziona le palline su una teglia foderata e mettile in congelatore per circa un'ora, o fino a quando non saranno solide.
e) Conservare in frigorifero per un massimo di una settimana.

24.   <u>Quadrati di chia al burro di mandorle</u>

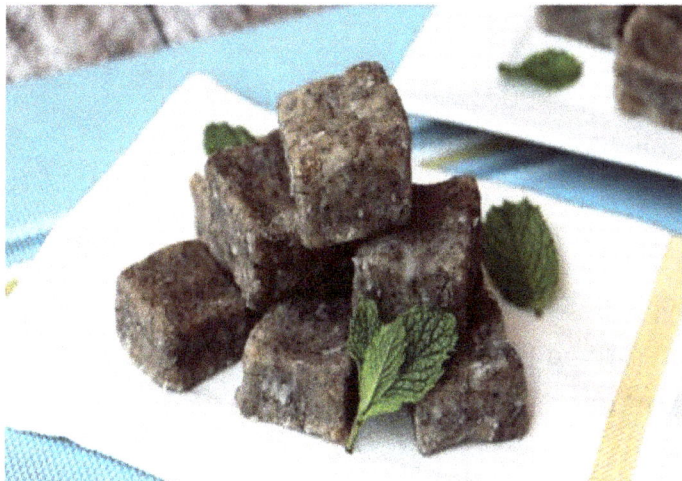

fa 14

INGREDIENTI

- 1/2 tazza di mandorle crude
- 1 cucchiaio + 1 cucchiaino di olio di cocco
- cucchiai ORA Eritritolo
- 2 cucchiai di burro
- 1/4 tazza di crema pesante
- 1/4 cucchiaino di Stevia liquida
- 1 1/2 cucchiaino di estratto di vaniglia

INDICAZIONI

a) Aggiungere 1/2 tazza di mandorle crude in una padella e tostare per circa 7 minuti a fuoco medio-basso. Quanto basta per iniziare a sentire l'odore della nocciola che esce.

b) Aggiungere le noci al robot da cucina e tritarle.

c) Una volta raggiunta una consistenza farinosa, aggiungi 2 cucchiai di NOW Erythritol e 1 cucchiaino di olio di cocco.

d) Continuare a macinare le mandorle fino a quando non si sarà formato il burro di mandorle.

e) Una volta che il burro è rosolato, aggiungi 1/4 di tazza di crema pesante, 2 cucchiai di eritritolo ORA, 1/4 di cucchiaino di stevia liquida e 1 1/2 cucchiaino di estratto di vaniglia al burro. Abbassate la fiamma e mescolate bene mentre la panna bolle.

f) Macina 1/4 di tazza di semi di chia in un macinaspezie fino a formare una polvere.

g) Inizia a tostare i semi di chia e 1/2 tazza di fiocchi di cocco grattugiati non zuccherati in una padella a livello medio-basso. Vuoi che il cocco sia leggermente marrone.

h) Aggiungere il burro di mandorle al composto di burro e panna e mescolare bene. Lasciamo cuocere fino a ottenere una pasta.

i) In una teglia quadrata (o delle dimensioni che preferisci), aggiungi la miscela di burro di mandorle, chia tostata e miscela di cocco e 1/2 tazza di crema al cocco.

j) Aggiungere 1 cucchiaio di olio di cocco e 2 cucchiai di farina di cocco e mescolare bene il tutto.

k) Usando le dita, impacchettare bene il composto nella teglia.

l) Mettere in frigo il composto per almeno un'ora e poi toglierlo dalla teglia. Dovrebbe mantenere la forma ora.

m) Tagliate il composto a quadrati o nella forma che preferite e rimettetelo in frigorifero per almeno qualche altra ora.

n) Tiralo fuori e fai uno spuntino come vuoi!

25. Cheesecake al lime a basso contenuto di carboidrati

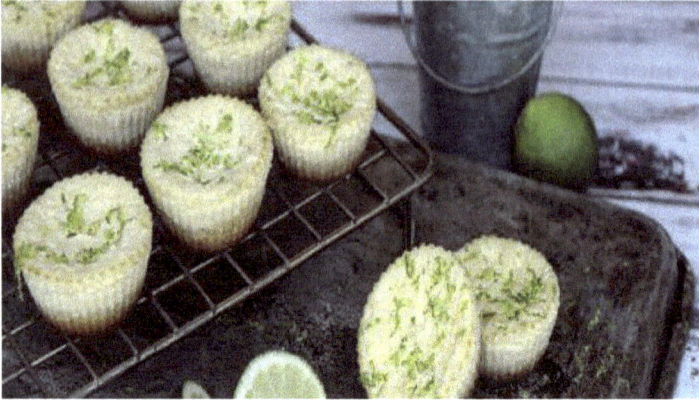

INGREDIENTI
CROSTA DI CHEESECAKE
- 1/2 tazza di noci di macadamia
- 1/2 tazza di farina di mandorle
- 1/4 tazza di burro freddo
- 1/4 di tazza di eritritolo
- 1 tuorlo d'uovo grande

RIPIENO A CALCE CHIAVE
- oncia Crema di formaggio
- 1/4 tazza di burro
- 1/4 tazza ORA Eritritolo
- 1/4 cucchiaino di Stevia liquida
- 1-2 cucchiai di succo di lime Key
- 2 uova grandi
- Scorza di 2 lime chiave

INDICAZIONI
a) Preriscalda il forno a 350F. In un robot da cucina, aggiungi 1/2 tazza di noci macadamia.

b) Macina le noci fino a ottenere una consistenza pastosa grossolana, quindi aggiungi 1/4 di tazza di eritritolo NOW.

c) Frullate per qualche istante e poi aggiungete la farina di mandorle.

d) Frullare di nuovo fino a quando tutto è amalgamato.

e) Taglia a cubetti 1/4 di tazza di burro freddo e aggiungilo al robot da cucina. Frullare ancora fino a quando il composto non inizia a rapprendersi.

f) Aggiungere 1 tuorlo d'uovo e frullare ancora fino a quando tutto l'impasto non si sarà formato.

g) Togliete l'impasto dal robot da cucina e lavoratelo con le mani.

h) Usando degli stampini per cupcake in silicone, riempi i pozzetti da circa 1/8 a 1/4 della larghezza. Dipende da quanto ti piace la tua crosta. Se rendi sottile la crosta, potrai fare più cupcakes di cheesecake.

i) Cuocere la crosta per 5-7 minuti a 350F. Non devono essere dorati quando li togliete, sembreranno unti e poco cotti.

j) Mentre la crosta cuoce, sbatti insieme 1 blocco di crema di formaggio (8 once) e 1/4 di tazza di burro.

k) Una volta che il burro e la crema di formaggio si saranno amalgamati, aggiungete le 2 uova e mescolate ancora.

l) Aggiungere 1/4 di tazza ORA di eritritolo e 1/4 di cucchiaino di stevia liquida, quindi mescolare di nuovo.

m) Infine, aggiungi la scorza di circa 2 lime chiave e il succo di 2 (questo è circa 2 cucchiai di succo). Mescolare ancora fino a quando non sarà completamente amalgamato.

n) Una volta sfornate le croste, lasciatele raffreddare per 3-5 minuti, quindi versate il composto negli stampini. Farcire in modo che lascino un po' di spazio in alto perché durante la cottura si alzeranno e potrebbero fuoriuscire.

o) Cuocere le cheesecake per 30-35 minuti a 350F.

p) Raffreddare le cheesecake per 20-30 minuti e poi conservarle in frigorifero per una notte.

q) Aggiungi un po' di scorza di lime extra sulla parte superiore e servi!

26.   Keto tater tots

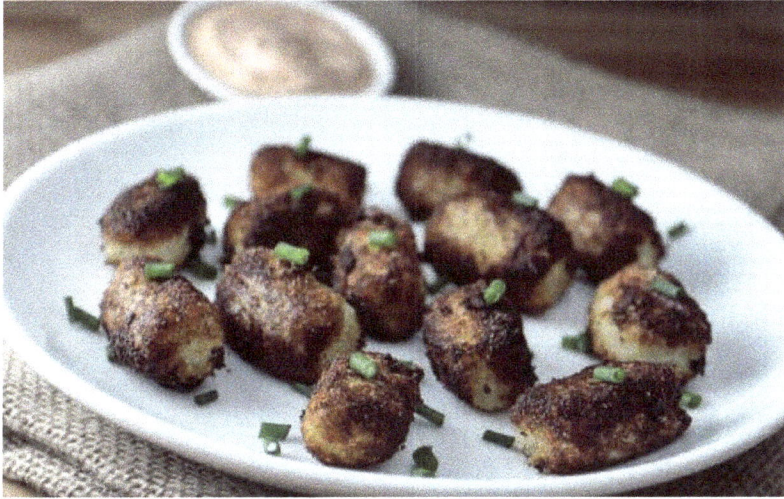

Fa: 36 Keto Tater Tots

INGREDIENTI
- 1 cavolfiore a testa media
- 1/4 tazza di parmigiano, grattugiato
- 2 once Mozzarella, grattugiata
- 1 uovo grande
- 1/2 cucchiaino di cipolla in polvere
- 1/2 cucchiaino di aglio in polvere
- 2 cucchiaini di polvere di buccia di psillio
- Sale e pepe a piacere
- 1 tazza di olio per friggere

INDICAZIONI
a) Tagliare la testa di cavolfiore a cimette. Cerca di sbarazzarti della maggior parte degli steli lunghi.
b) Cuocete a vapore il cavolfiore finché non sarà tenero, quindi aggiungetelo a un robot da cucina e frullate.
c) Lasciate raffreddare il cavolfiore, poi mettetelo in uno strofinaccio e strizzate l'acqua in eccesso. Utilizzare 2 strofinacci se necessario.
d) Aggiungere il formaggio, l'uovo e le spezie. Mescolare fino a quando il composto non si sarà addensato e si può lavorare con. Aggiungi 1 cucchiaino di polvere di buccia di Psyllium in più alla volta fino a quando la tua miscela può essere lavorata (se trovi che è troppo liquida).
e) Inizia rotolando la pastella tater tot in una palla. Quindi usa l'altra mano per far rotolare la palla in un tronco. Infine, unire le due estremità fino a formare una forma a tater tot (più squadrata alle estremità).
f) Stendete tutti i tater tots prima di iniziare a friggere.

g) Scaldare 1 tazza di olio in una padella di ghisa a fuoco medio. Quando l'olio è caldo, abbassate la fiamma a medio-bassa e aggiungete i tater tots. Friggere circa 6-9 alla volta, girandole man mano che diventano croccanti su ciascun lato.

h) Adagiate su carta assorbente a raffreddare, quindi servite.

249 calorie, 21 g di grassi, 4 g di carboidrati netti e 3 g di proteine.

PORTATA PRINCIPALE

27.   Scampi

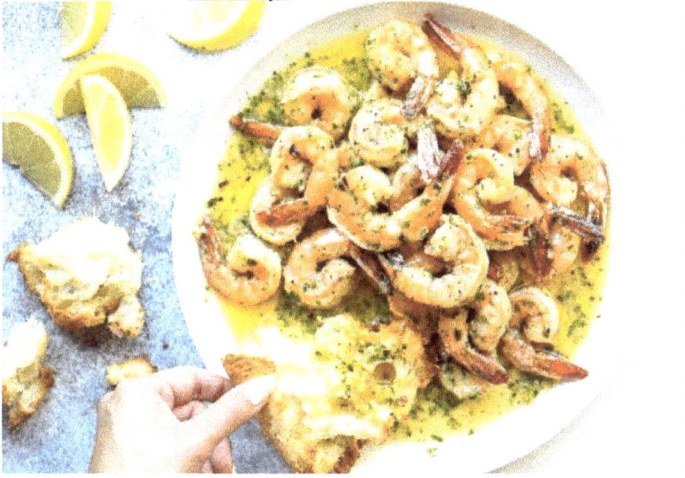

INGREDIENTI

- 3 cucchiai di olio d'oliva
- 4 cucchiai di burro
- 3 cucchiai di vino bianco
- 1 cucchiaino di prezzemolo secco
- 3 spicchi d'aglio, sbucciati e tritati
- 2 cucchiaini di succo di limone fresco
- 1 libbra di gamberetti, senza venature

INDICAZIONI

a) Mondate i gamberi, quindi conditeli con sale e pepe a piacere.

b) Scaldare l'olio e il burro in una padella ampia a fuoco medio e far rosolare l'aglio per 1 minuto.

c) Aggiungere il vino, il prezzemolo e il succo di limone e cuocere per 1-2 minuti, mescolando spesso.

d) Aggiungere i gamberi e cuocere fino a quando non saranno rosa; circa tre minuti.

e) Non cuocere troppo.

28.   Spaghetti e polpette abbondanti

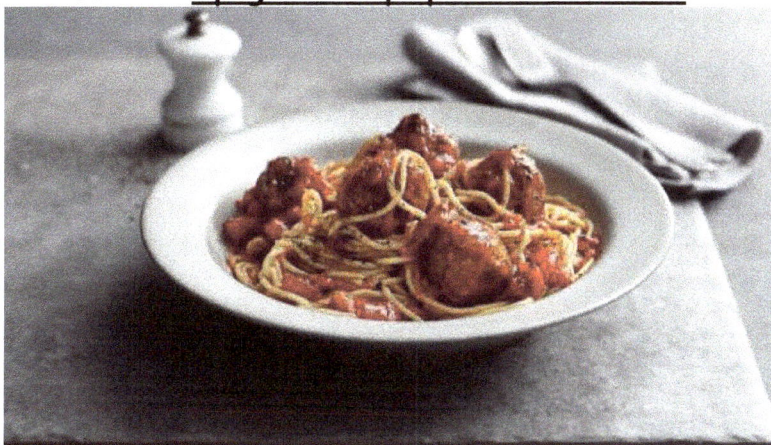

INGREDIENTI

- 1 cipolla, tritata
- 2 spicchi d'aglio, schiacciati
- 2 cucchiai di foglie di prezzemolo fresco tritate grossolanamente
- 1 tazza di latte di mandorle
- 2 libbre di carne macinata
- 2 uova grandi
- 1/2 tazza di parmigiana grattugiata
- sale e pepe nero
- 2 tazze di salsa di spaghetti fatta in casa
- 1 libbra di spaghetti

INDICAZIONI

a) Scaldare 3 cucchiai di olio in una padella a fuoco medio. Aggiungere la cipolla, l'aglio e il prezzemolo e cuocere fino a quando le verdure non saranno morbide ma ancora traslucide per circa 10 minuti. Lasciar raffreddare.

b) Versare abbastanza latte in una ciotola.

c) Aggiungere le uova, il formaggio, il sale e il pepe. Combina tutto bene.

d) Aggiungere la carne macinata e mescolare per unire. Fai attenzione a non lavorare troppo le polpette, altrimenti diventeranno dure.

e) Dividete il composto in 10 polpette molto grandi.

f) Scaldare 3 cucchiai di olio in una padella e far rosolare da tutti i lati. Aggiungere la salsa e lasciar cuocere per 30 minuti.

29. <u>Risotto ai funghi e pollo</u>

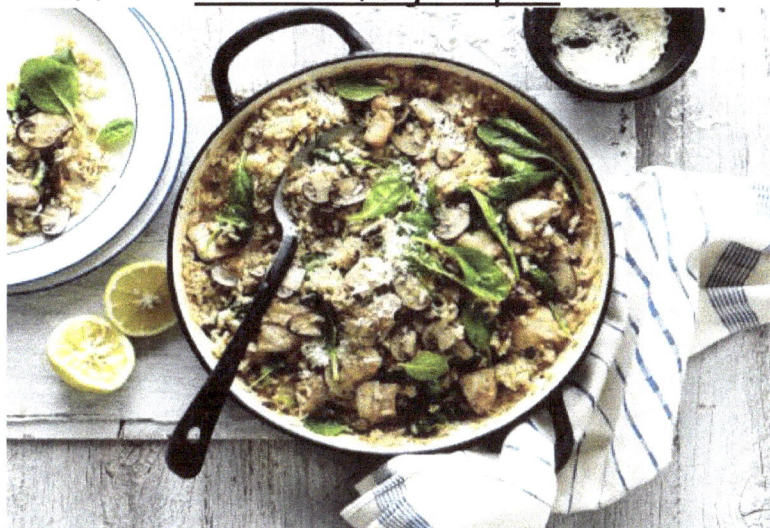

INGREDIENTI

- 2 cucchiai di burro
- 1/2 libbra di funghi, tagliati a fettine sottili
- 2/3 libbre di petti di pollo disossati e senza pelle (circa 2) tagliati a pezzi da 1/2 pollice
- 1 cucchiaino di sale
- 1/4 cucchiaino di pepe nero macinato fresco
- 5 1/2 tazze di brodo di pollo in scatola a basso contenuto di sodio
- 1 cucchiaio di olio da cucina
- 1/2 tazza di cipolla tritata
- 1 1/2 tazza di riso Arborio
- 1/2 bicchiere di vino bianco secco
- 1/2 tazza di parmigiano grattugiato, più altro per servire
- 2 cucchiai di prezzemolo fresco tritato

INDICAZIONI

a) In una pentola capiente, scaldate il burro a fuoco moderato. Aggiungere i funghi. Cuocere, mescolando spesso fino a quando i funghi non saranno dorati, circa 5 minuti. Aggiungere il pollo, 1/4 di cucchiaino di sale e pepe.

b) Cuocere fino a quando il pollo è appena cotto, da 3 a 4 minuti. Togliere il composto dalla padella. In una casseruola media, portare a ebollizione il brodo.

c) In una pentola capiente, scaldare l'olio a fuoco moderatamente basso. Aggiungere la cipolla e cuocere, mescolando di tanto in tanto, finché non diventa traslucida, circa 5 minuti. Aggiungere il riso e mescolare finché non inizia a diventare opaco per circa 2 minuti.

d) Aggiungere il vino e i restanti 3/4 di cucchiaino di sale al riso. Cuocete, mescolando spesso, fino a quando tutto il vino sarà stato assorbito. Aggiungere circa 1/2 tazza del brodo bollente e cuocere, mescolando spesso, fino a quando non si sarà assorbito. Il riso e il brodo dovrebbero bollire dolcemente, regolare il fuoco secondo necessità. Continuare a cuocere il riso aggiungendo il brodo 1/2 tazza alla volta e lasciando che il riso lo assorba prima di aggiungere la successiva 1/2 tazza. Cuocere il riso in questo modo finché non sarà tenero, 25-30 minuti in tutto.

e) Unire il pollo e i funghi, il parmigiano e il prezzemolo e scaldare. Servire il risotto con altro parmigiano.

30. Cavolo non ripieno

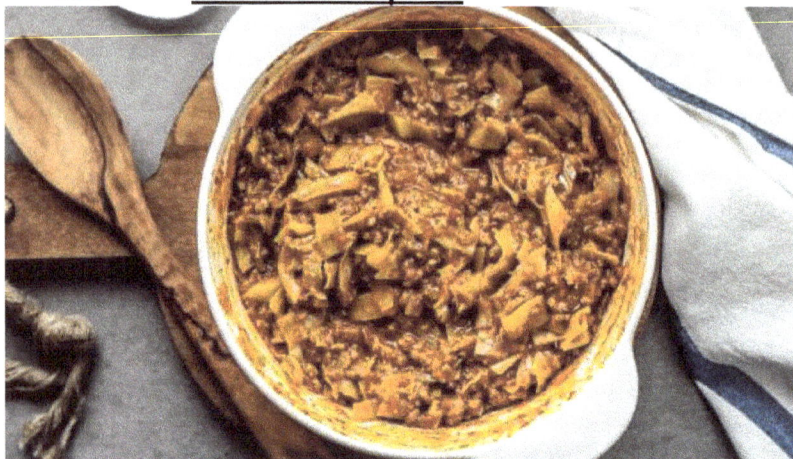

INGREDIENTI

- 1 kg di carne macinata
- 1 cipolla grande tritata
- 1 testa di cavolo cappuccio
- 2 tazze di pomodori a dadini
- 1 barattolo di passata di pomodoro
- 1/2 tazza d'acqua
- 2 spicchi d'aglio
- 2 cucchiaini di sale

INDICAZIONI

a) Cuocere la carne di manzo e la cipolla fino a doratura. Aggiungere gli altri ingredienti e portare a bollore.

b) Cuocere a fuoco lento fino a quando il cavolo è tenero, 30 minuti.

31. Maccheroni e formaggio

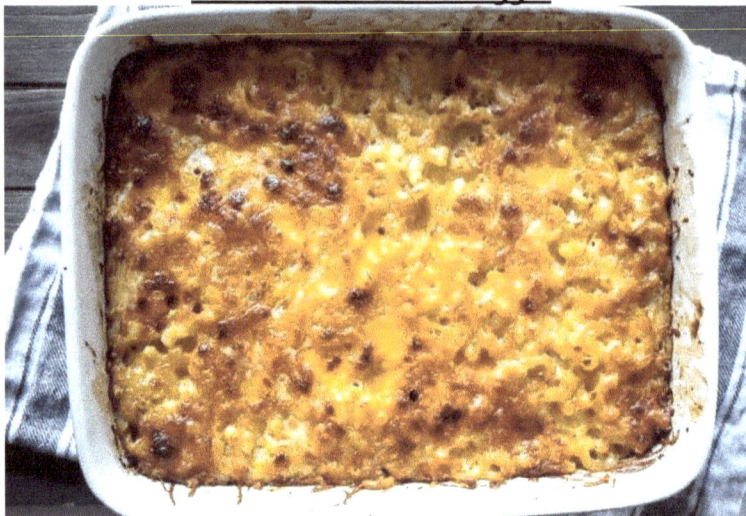

FA6 a 8

INGREDIENTI
- 2 tazze di latte di mandorle
- 4 cucchiai di farina
- 4 cucchiai di burro
- 2 libbre formaggio cheddar extra piccante
- Maccheroni al gomito da 1 libbra

INDICAZIONI
a) Cuocere i maccheroni al gomito. Scolare bene
b) Grattugiare il formaggio cheddar
c) Sciogliere il burro a fuoco medio
d) Aggiungere la farina per creare un roux
e) Latte caldo. Aggiungere il formaggio grattugiato al latte per creare un impasto denso
f) Aggiungere i maccheroni al formaggio
g) Mescolare formaggio e maccheroni. Top maccheroni e formaggio.
h) Cuocere a 350 ° F fino a doratura e spumante

32. <u>Pasta di zucchine con pollo e broccoli</u>

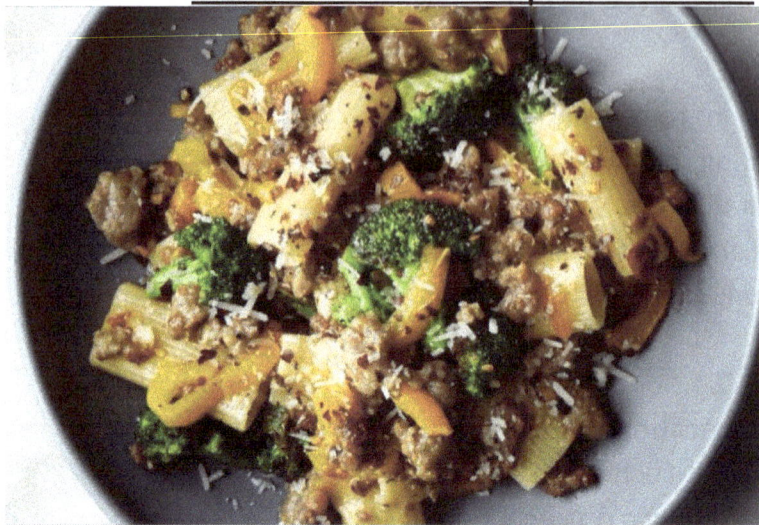

FA4

INGREDIENTI
- 3 1/2 tazze di cimette di broccoli, tagliate
- 4 cucchiai di olio d'oliva
- Sale kosher
- Pepe qb
- 1 libbra di pasta di zucchine, cotta
- 1/2 libbra di petti di pollo tagliati a cubetti
- 1/2 tazza di parmigiano grattugiato
- 1 cucchiaio di burro
- 4 cucchiai colmi di ricotta

INDICAZIONI
a) Preriscaldare il forno a 425 °F
b) Mettere i broccoli in una teglia
c) Condire i broccoli con 3 cucchiai di olio, sale e pepe
d) Arrostire per 15 minuti o fino a quando i broccoli appaiono croccanti, ma non completamente marroni
e) Aggiungere i restanti cucchiai di olio in una padella ampia a fuoco medio-alto
f) Rosolare il pollo, rompendolo con una forchetta fino a cottura, da 5 a 7 minuti
g) Alza il fuoco
h) Mescolare fino a quando il liquido appare emulsionato e impertinente
i) Aggiungere in padella la pasta di zucchine, il parmigiano e il burro
j) Mescolare con una pinza fino a quando tutto è distribuito uniformemente, aggiungere altra acqua per allentare se necessario
k) Dividere in 4 ciotole
l) Guarnire con broccoli croccanti, altro parmigiano grattugiato e una cucchiaiata di ricotta

33.   Curry di pollo a basso contenuto di carboidrati

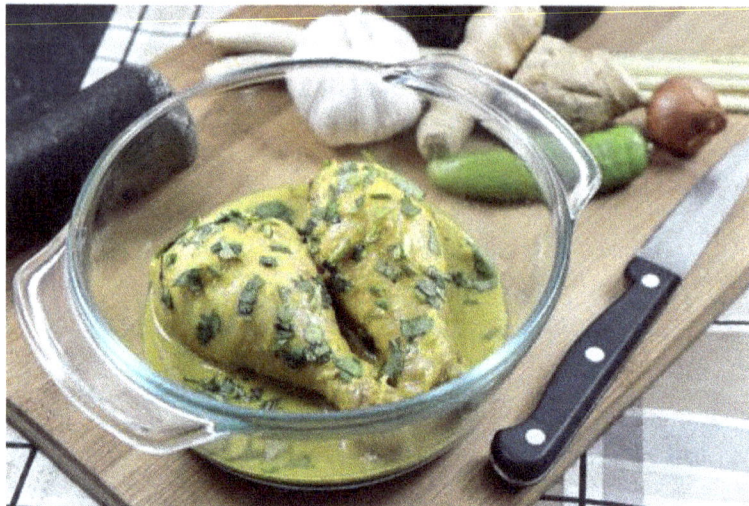

FA: 3
TEMPO TOTALE: 20-25 minuti

INGREDIENTI

- 2 cucchiai di olio di cocco
- Zenzero da 5 pollici
- 1 peperoncino verde medio
- 2 scalogni piccoli
- 2 spicchi d'aglio
- 2 cucchiaini di curcuma in polvere
- 1 gambo citronella
- 1/2 tazza di latte di cocco
- 1/2 tazza di acqua
- 6 coscette di pollo piccole
- 1/2 cucchiaino di sale
- 1 cucchiaio di coriandolo, tritato

INDICAZIONI

a) Schiaccia lo zenzero, il peperoncino verde, lo scalogno e gli spicchi d'aglio in un pestello e un mortaio o un frullatore.

b) Scaldare l'olio di cocco a fuoco medio-alto e aggiungere gli ingredienti sbriciolati. Cuocere per 3 minuti.

c) Aggiungere la polvere di curcuma e la citronella schiacciata.

d) Unire il pollo.

e) Aggiungere il latte di cocco e l'acqua. Aggiustate di sale e fate cuocere per circa 20 minuti.

f) Servite con una spolverata di coriandolo!

34. <u>Tagliatelle Di Pollo E Zucchine</u>

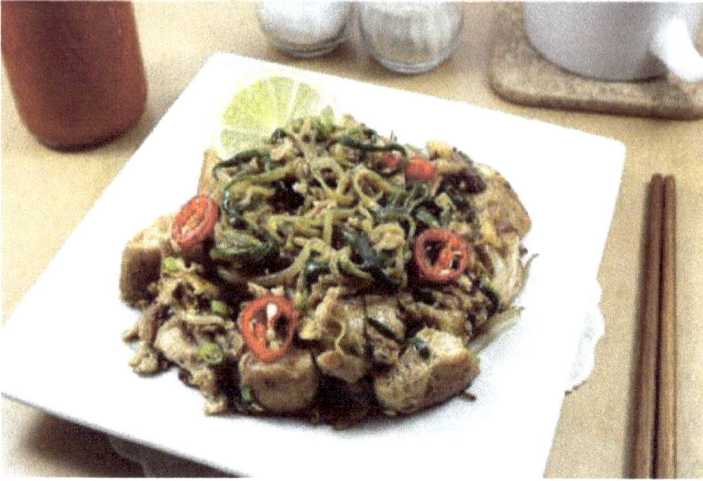

FA: 1
TEMPO TOTALE: 20 minuti

INGREDIENTI
- 1/2 cucchiaino di curry in polvere
- 5 once Coscia di pollo, tagliata a spicchi
- 1 cucchiaio di olio di cocco
- 1 gambo di Cipollotto
- 1 spicchio d'aglio
- 5 once Zucchine, spiralate
- 1 cucchiaino di salsa di soia
- 1/2 cucchiaino di salsa di ostriche
- 1/8 cucchiaino di pepe bianco
- 1 cucchiaino di succo di lime
- Peperoncini rossi, tritati
- Sale e pepe a piacere

INDICAZIONI
a) Iniziate condindo il pollo con il curry in polvere e un pizzico di sale e pepe.
b) Unisci la salsa di soia, la salsa di ostriche e il pepe bianco per fare la salsa.
c) In una padella cuocete il pollo condito con olio di cocco. Metti da parte per un momento.
d) Usa la stessa padella per soffriggere il cipollotto e l'aglio tritato e aggiungi le tagliatelle di zucchine nella padella.
e) Irrorate con la salsa e mescolate bene. Ridurre fino a quando rimane solo una piccola quantità di liquido.
f) Unire i pezzi di pollo fritto.
g) Spremere sopra un po' di succo di lime e guarnire con alcuni peperoncini rossi tritati.

35.   Salmone con salsa al dragoncello

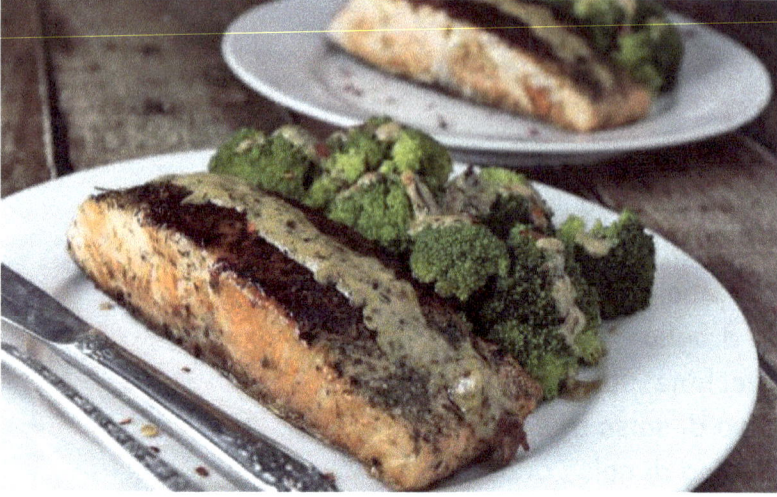

FA: 2
TEMPO TOTALE: 20 MINUTI

INGREDIENTI
FILETTI DI SALMONE
- Filetto di salmone da 1 1/2 libbre
- 3/4-1 cucchiaino di dragoncello essiccato
- 3/4-1 cucchiaino di erba di aneto essiccata
- 1 cucchiaio di grasso d'anatra
- Sale e pepe a piacere

SALSA CREMA
- 2 cucchiai di burro vegano
- 1/4 tazza di crema pesante vegana
- 1/2 cucchiaino di dragoncello essiccato
- 1/2 cucchiaino di erba di aneto essiccata
- Sale e pepe a piacere

INDICAZIONI
a) Condire il pesce con dragoncello, erba di aneto, sale e pepe. Capovolgere la pelle e condire solo con sale e pepe.

b) In una padella di ceramica in ghisa, sciogliere il grasso d'anatra a fuoco medio. Quando la padella sarà riscaldata, mettete il salmone con la pelle rivolta verso il basso.

c) Cuocere il salmone per 4-6 minuti, o finché la pelle non diventa croccante. Abbassare la fiamma al minimo e girare il salmone quando la pelle è croccante.

d) Cuocere il pesce fino a quando non raggiunge la cottura desiderata.

e) Togliere il salmone dalla padella e metterlo su un piatto. Fate rosolare il burro e le spezie nella padella. Quando il burro sarà dorato, aggiungete la panna e mescolate il tutto.

f) Servire con i broccoli o gli asparagi, quindi irrorare con la salsa di panna.

36.   Tagliatelle Di Zucchine Con Parmigiano

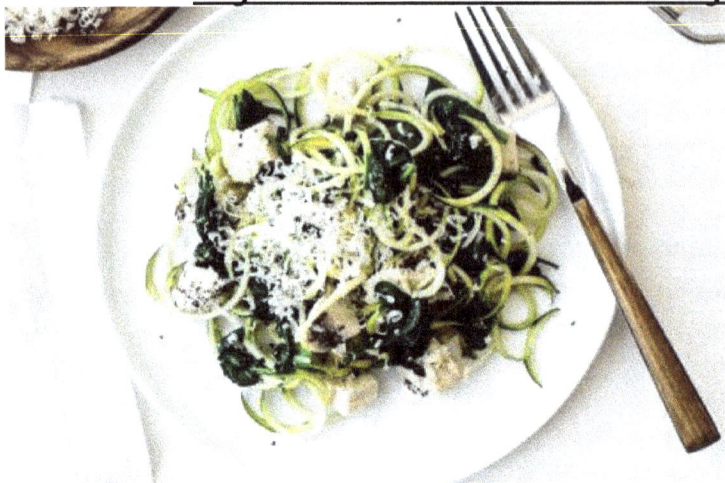

FA: 2

TEMPO TOTALE: 7 minuti

INGREDIENTI

- 2 zucchine medie
- 2 cucchiai di burro
- 3 spicchi d'aglio grandi, tritati
- 3/4 tazza di parmigiano
- sale kosher, qb
- pepe nero, a piacere
- 1/4 di cucchiaino di peperoncino rosso in scaglie

INDICAZIONI

a) Tagliare le zucchine a spirali o a fili di pasta usando lo spiralizzatore per verdure o il pelapatate a julienne. Mettere da parte le tagliatelle.

b) Scaldare una padella capiente a fuoco medio-alto. Sciogliere il burro, quindi aggiungere l'aglio.

c) Cuocere l'aglio fino a quando non sarà fragrante e traslucido, circa 30 secondi.

d) Aggiungere le tagliatelle di zucchine e cuocere finché sono tenere, circa 3-5 minuti.

e) Togliere la padella dal fuoco, aggiungere il parmigiano e condire generosamente con sale e pepe a piacere.

f) Aggiungere i fiocchi di peperoncino e servire caldo.

37.   Salmone affumicato Keto e avocado

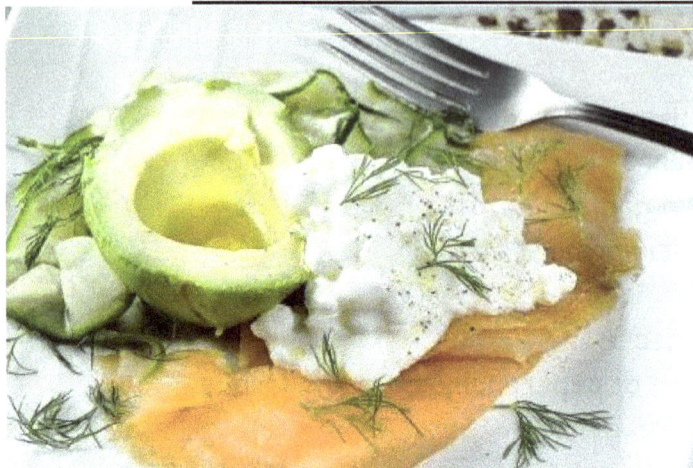

PER FA: 2 PERSONE
TEMPO TOTALE: 5 MINUTI

INGREDIENTI
- 8 once salmone affumicato
- 2 avocado
- 2 cucchiai di maionese
- sale e pepe

INDICAZIONI
- Dividi l'avocado a metà, rimuovi il nocciolo e raccogli i pezzi di avocado con un cucchiaio. Mettere su un piatto.
- Aggiungere il salmone e una generosa cucchiaiata di maionese nel piatto.
- Guarnire con pepe nero appena macinato e una spolverata di sale marino.

38.   pollo asiatico

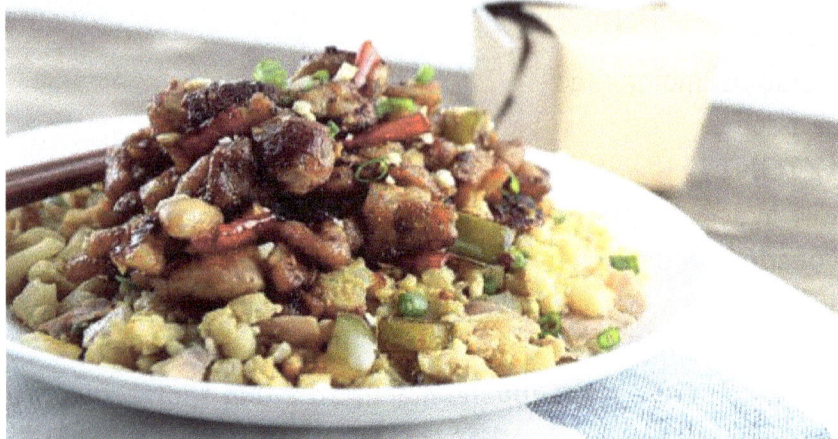

FA: 2
TEMPO TOTALE: 20 minuti

INGREDIENTI

- 2 cosce di pollo disossate medie, tagliate a bocconcini
- 1 cucchiaino di zenzero macinato
- Sale e pepe a piacere
- 1/2 peperone verde medio, tagliato a dadini
- 2 cipollotti grandi, tritati
- 4 peperoncini Bird's Eye rossi, senza semi

La salsa

- 1 cucchiaio di salsa di soia
- 2 cucchiai di pasta di peperoncino e aglio
- 1 cucchiaio di ketchup
- 2 cucchiaini di olio di sesamo
- 1/2 cucchiaino di estratto d'acero
- 10 gocce di Stevia Liquida

INDICAZIONI

a) Per preparare la salsa: mettete tutti gli ingredienti in una ciotola capiente e mescolate bene.
b) Condire il pollo con sale, pepe e zenzero macinato.
c) Scaldare una padella a fuoco medio-alto e aggiungere il pollo quando è ben caldo. Cuocere fino a quando il pollo non sarà dorato.
d) Quando il pollo sarà dorato, aggiungete le verdure e continuate a cuocere a fuoco lento per qualche altro minuto.
e) Versate la salsa nella padella e fatela restringere leggermente.
f) Servire con un contorno cheto preferito.

39. <u>Cozze cheto</u>

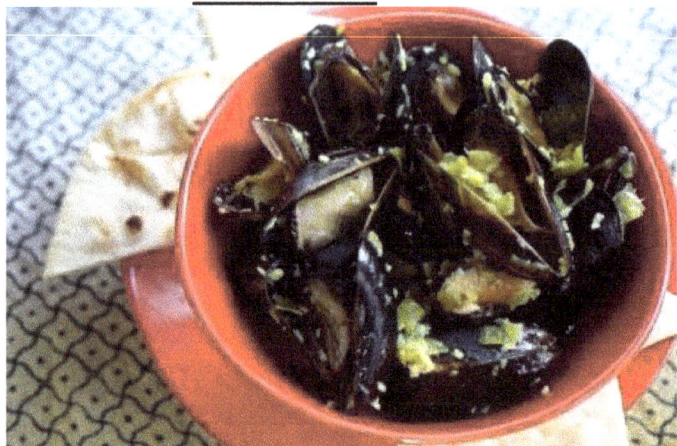

FA: 4
TEMPO TOTALE:15 MINUTI

INGREDIENTI

- 1 kg di cozze fresche, pulite
- olio di semi di girasole, per friggere
- 1 cipolla, tritata
- un pezzo di zenzero grande quanto un pollice, grattugiato
- 4 spicchi d'aglio, schiacciati
- 2 peperoncini verdi, tritati
- 1 cucchiaino di semi di senape nera
- $\frac{1}{2}$ cucchiaino di curcuma macinata
- 2 cucchiaini di cumino macinato
- 2 cucchiaini di coriandolo macinato
- 400 ml di latte di cocco
- rametti di coriandolo, per servire
- spicchi di lime, per servire

INDICAZIONI

a) Scaldare l'olio in una pentola.

b) Friggere la cipolla fino a doratura molto leggera, quindi aggiungere lo zenzero, l'aglio, i peperoncini, le spezie, un buon pizzico di sale e una macinata di pepe.

c) Cuocete per 2-3 minuti fino a quando saranno fragranti e tostate.

d) Versate il latte di cocco e portate a bollore, quindi fate sobbollire per qualche minuto per amalgamare il tutto.

e) Adagiare le cozze nella teglia, coprire, alzare la fiamma al massimo e far bollire per 3-4 minuti fino a quando le cozze non si saranno appena aperte.

f) Cospargete i rametti di coriandolo e servite con spicchi di lime da spremere.

40.   Offerte di pollo al cocco Keto

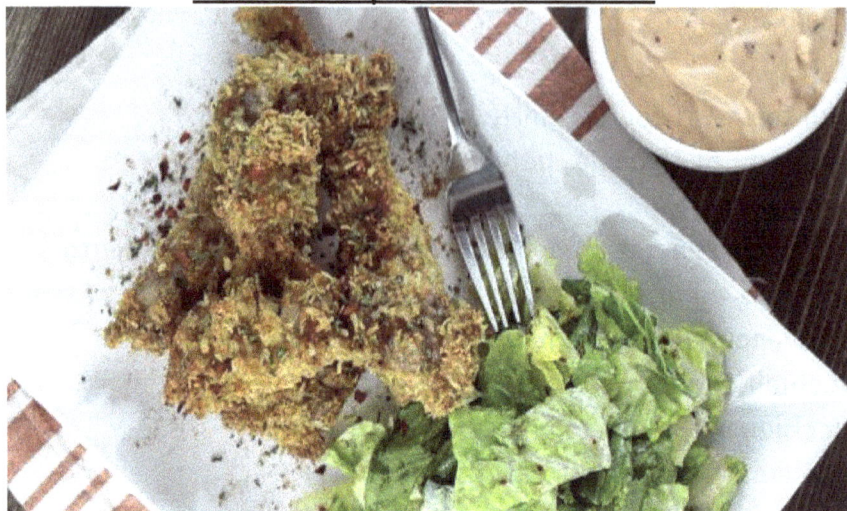

FA: 5
TEMPO TOTALE: 20 minuti

INGREDIENTI

- 24 once Cosce di pollo, tagliate a listarelle
- 1 tazza di yogurt alle mandorle
- 1/2 tazza di farina di mandorle
- 1/2 tazza di cocco grattugiato non zuccherato
- 2 cucchiaini di curry in polvere
- 1/2 cucchiaino di coriandolo
- 1/4 cucchiaino di aglio in polvere
- 1/4 cucchiaino di cipolla in polvere
- Sale e pepe a piacere

INDICAZIONI

a) Preriscaldare il forno a 400 gradi Fahrenheit.
b) Metti la farina di mandorle, il cocco grattugiato e le spezie in un grande sacchetto di plastica richiudibile.
c) Immergere il pollo nello yogurt alle mandorle e poi metterlo nella busta. Sigillare e agitare.
d) Mettere il pollo su una griglia a raffreddare.
e) Cuocere per 20 minuti sul ripiano più alto del forno.
f) Quando il pollo è cotto, toglilo dal forno e servilo subito con una salsa cheto.

41.   Sformato di hamburger Shiitake e formaggio

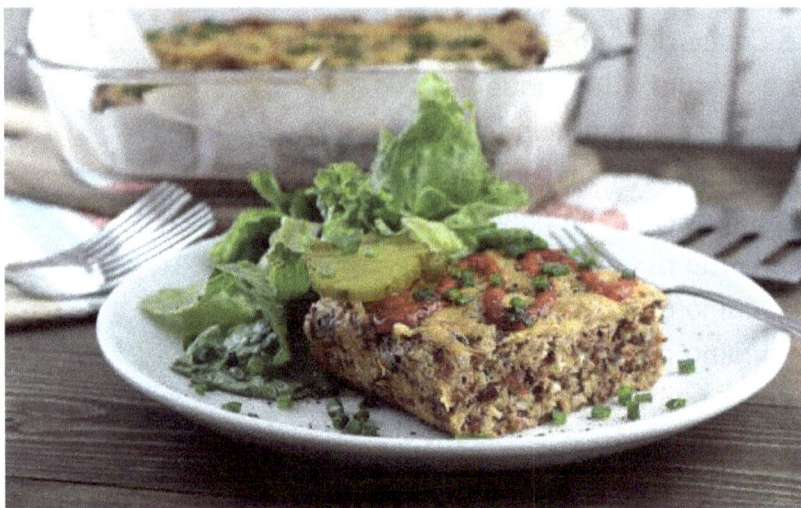

FA: 6
TEMPO TOTALE: 20 minuti

INGREDIENTI
- 1 libbra di carne macinata (80/20)
- 4 once. Funghi shiitake, affettati
- 1/2 tazza di farina di mandorle
- 3 tazze di cavolfiore tritato
- 1 cucchiaio di semi di chia
- 1/2 cucchiaino di aglio in polvere
- 1/2 cucchiaino di cipolla in polvere
- Ketchup
- 1 cucchiaio di senape di Digione
- 2 cucchiai di maionese
- 4 once. Formaggio cheddar
- Sale e pepe a piacere

INDICAZIONI
a) Preriscaldare il forno a 350 gradi Fahrenheit.
b) In una ciotola capiente, unire tutti gli ingredienti e metà del formaggio cheddar.
c) Versare il composto in una teglia 9x9 foderata di carta da forno. Quindi cospargere la parte rimanente del formaggio cheddar sopra.
d) Cuocere per 20 minuti sulla griglia superiore.
e) Servire con condimenti aggiuntivi dopo aver affettato.

42.   Manzo al sesamo cheto

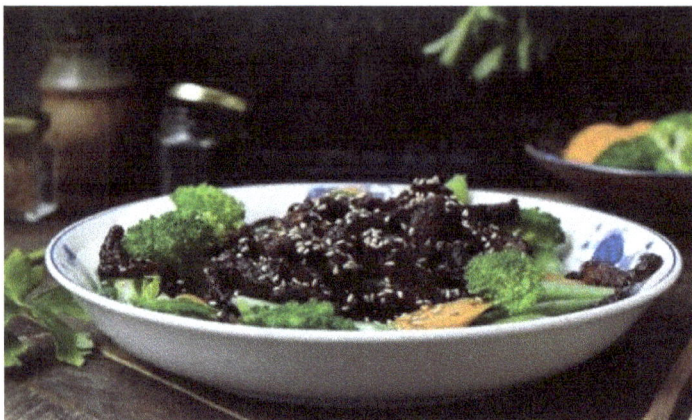

FA: 4
TEMPO TOTALE: 14 minuti

INGREDIENTI

- 1 Ravanello Daikon medio, spiralato
- 1 libbra. Bistecca con l'occhio di costola, tagliata a strisce da $\frac{1}{4}$ di pollice
- 1 cucchiaio di farina di cocco
- 1/2 cucchiaino di gomma di guar
- 4 cucchiai di salsa di soia
- 1 cucchiaino di olio di sesamo
- 1 cucchiaino di salsa di ostriche
- 1 cucchiaino di Sriracha o Sambal Olek
- $\frac{1}{2}$ cucchiaino di fiocchi di peperoncino
- 1 cucchiaio di semi di sesamo tostati
- $\frac{1}{2}$ peperone rosso medio, tagliato a listarelle sottili
- $\frac{1}{2}$ peperoncino jalapeno medio, tagliato a rondelle sottili
- 1 cipolla verde media, tritata
- 1 spicchio d'aglio, tritato
- 1 cucchiaino di zenzero, tritato
- 7 gocce di Stevia Liquida
- Olio per friggere

INDICAZIONI

a) In una ciotola, unire la salsa di soia, la salsa di ostriche, l'olio di sesamo, la stevia e lo Sriracha. Unire i semi di sesamo e le scaglie di peperoncino.

b) In un piatto da portata, mescolate la costata di manzo con la farina di cocco e la gomma di guar.

c) Scaldare l'olio in una padella wok. Aggiungere le strisce di aglio, zenzero e peperoncino e cuocere per 2 minuti. Aggiungere le strisce di manzo insieme alla salsa, mescolando per incorporare.

d) Cuocere per altri 8 minuti a fuoco medio, più a lungo se lo si desidera.

e) Servire con tagliatelle al ravanello, una porzione di manzo al sesamo e fette di jalapeño o cipolla verde come guarnizione.

43. <u>Costolette di cheto alla griglia</u>

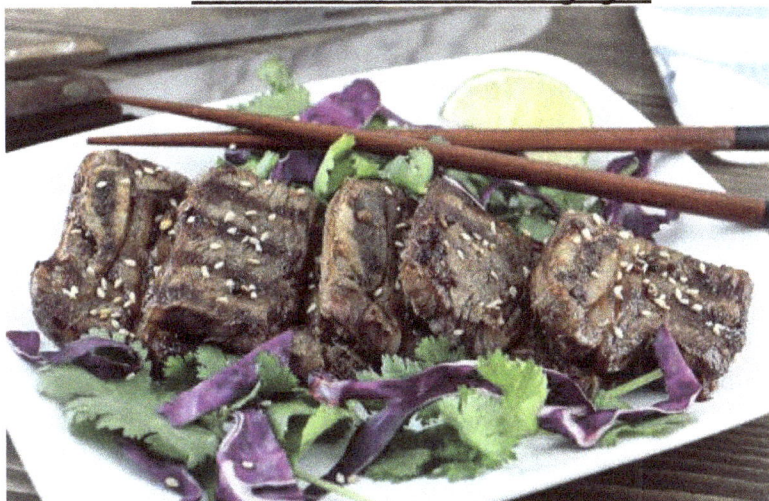

FA: 4
TEMPO TOTALE: 12 minuti

INGREDIENTI
Costine e Marinata
- 6 costolette di manzo grandi
- 1/4 tazza di salsa di soia
- 2 cucchiai di salsa di pesce

Sfregamento di spezie
- 1 cucchiaino di zenzero macinato
- 1/2 cucchiaino di cipolla in polvere
- 1/2 cucchiaino di aglio tritato
- 1/2 cucchiaino di fiocchi di peperoncino
- 1/2 cucchiaino di semi di sesamo
- 1/4 cucchiaino di cardamomo
- 1 cucchiaio di sale

INDICAZIONI
a) Unire la salsa di soia e la salsa di pesce in una terrina. Mettere nelle costine corte.
b) Unisci gli ingredienti per il rub delle spezie.
c) Togliere le costole, quindi ricoprire entrambi i lati delle costole con la miscela di spezie.
d) Preriscalda la griglia e inizia a cuocere le costine! A seconda dello spessore, circa 3-5 minuti per lato.
e) Servire con verdure o un contorno a scelta.

44.   <u>Verdure grigliate Keto</u>

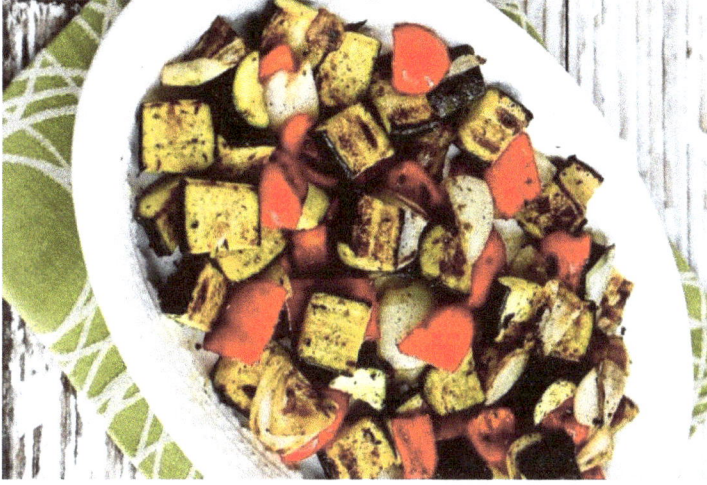

PER FA: 6 PERSONE
TEMPO TOTALE: 20 minuti

INGREDIENTI

- 2 zucchine medie
- 8 once di funghi
- 2 peperoni
- 4 cucchiai di olio di avocado
- 1/2 cucchiaino di origano essiccato
- 1/2 cucchiaino di basilico essiccato
- 1/4 cucchiaino di aglio in polvere
- 1/2 cucchiaino di rosmarino essiccato

INDICAZIONI

a) Lavate le zucchine, privatele delle estremità e tagliatele a rondelle spesse circa 1/4 di pollice.

b) Lavare i funghi e togliere le estremità del gambo, se lo si desidera.

c) Lavate i peperoni ed eliminate i semi. Tagliate i peperoni a terzi o anche a metà.

d) Unire l'olio alle spezie essiccate. Aggiungere un pizzico di sale e pepe.

e) Condisci le verdure con la marinata e lascia riposare per 10 minuti o più mentre scaldi il barbecue.

f) Cuocete le verdure a fuoco abbastanza caldo. Cuocete le verdure finché non saranno tenere e croccanti e servite!

45.   Costata di manzo alla griglia alla toscana

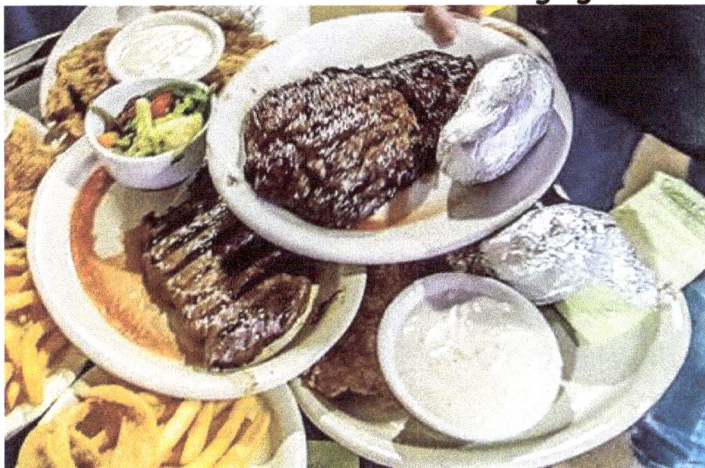

FA: 2
TEMPO TOTALE: 20 minuti

INGREDIENTI
- 2 bistecche di manzo
- 2 cucchiai di rosmarino fresco tritato
- 2 spicchi d'aglio, tritati
- 1/4 di tazza di olio extravergine di oliva
- 3 cucchiai di aceto balsamico
- 1 cucchiaino di sale kosher
- 1/2 cucchiaino di pepe nero

INDICAZIONI
a) In una piccola ciotola, sbatti insieme il rosmarino, l'aglio, l'olio, l'aceto, il sale e il pepe.
b) In un sacchetto di plastica richiudibile, mettere le bistecche e il composto di marinata.
c) Sigillate, agitate e lasciate riposare per 10 minuti.
d) Grigliare 4-6 minuti su ciascun lato per una cottura media.

46. Spiedini di polpette di Keto

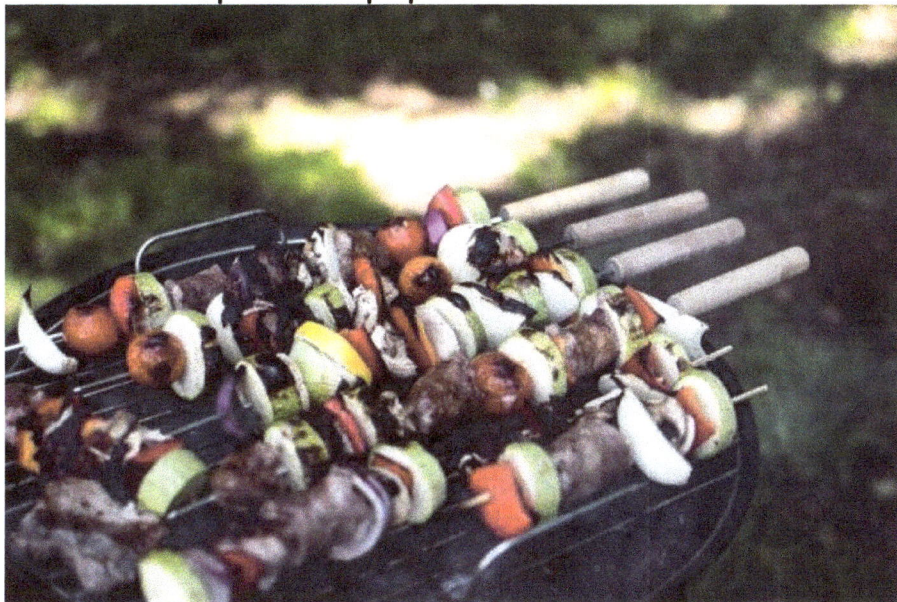

PER FA: 6 spiedini
TEMPO TOTALE: 12 minuti

INGREDIENTI
PER LE POLPETTE:
- 1 libbra di carne macinata
- 1 uovo
- 1/4 tazza di farina di mandorle
- 1 cucchiaino di zenzero tritato
- 1/2 cucchiaino di olio di sesamo
- 1 1/2 cucchiai di salsa di soia senza glutine
- 1/4 di tazza di scalogno, tritato

PER LA SALSA:
- 1 cucchiaio di salsa di soia senza glutine
- 2 cucchiai di burro, sciolto
- 1 cucchiaino di olio di sesamo
- 1/4 cucchiaino di aglio in polvere
- Per gli spiedini:
- 1 piccola zucchina, tagliata per il lungo a fette da 1 pollice
- 1/2 cipolla rossa piccola, tagliata a pezzi da 1 pollice.
- 6 funghi cremini medi, tagliati a dadini a metà

INDICAZIONI
PER LE POLPETTE:
a) In una terrina media, unire tutti gli ingredienti delle polpette e mescolare bene. Con il composto ricavate circa 18 polpette.
b) Rosolare le polpette per un minuto o due per lato in una padella antiaderente riscaldata fino a quando non saranno abbastanza dure da infilzarle.
c) In una piccola ciotola, sbatti insieme tutti gli ingredienti della salsa fino a che liscio.

PER GLI SPIEDINI:

d) Metti tre polpette, due metà dei funghi, alcune parti di cipolla e due spicchi di zucchine su ciascuno dei sei spiedini lunghi.

e) Spennellare accuratamente tutti i lati degli spiedini con la salsa.

f) Grigliare per circa 2 minuti per lato a fuoco vivo, o fino a quando le verdure non saranno cotte e le polpette saranno completamente cotte.

47. Costolette di agnello Keto alla griglia

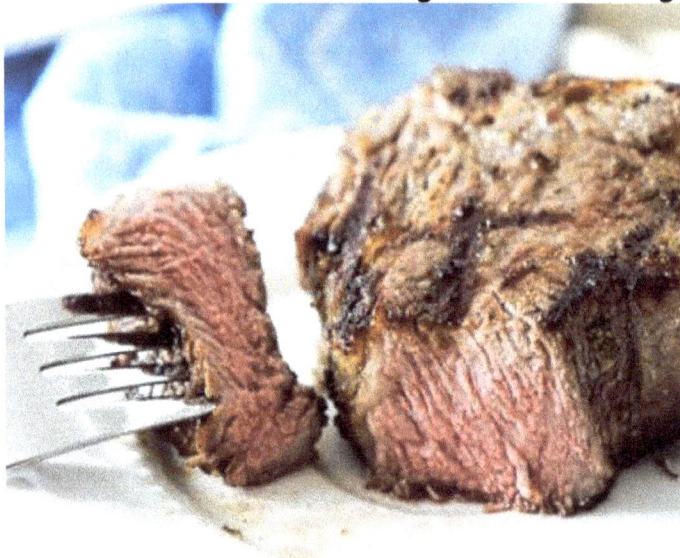

FA: 8
TEMPO TOTALE: 17 minuti
INGREDIENTI
- 3 libbre di costolette di agnello, spesse 3/4 pollici

Marinata
- 1/4 tazza di aceto di vino bianco
- 1/2 tazza di olio d'oliva
- 1 cucchiaino di origano
- 1/2 cucchiaino di sale
- 1/4 cucchiaino di pepe
- 2 spicchi d'aglio, schiacciati
- Scorza di 1 limone
- succo di 2 limoni

INDICAZIONI
a) Unire tutti gli ingredienti della marinata in una ciotola. Mettere le braciole in un sacchetto capiente con la marinata e sigillare il sacchetto.
b) Unire la marinata alle costolette con le mani.
c) Rimuovere e grigliare le costolette di agnello per 5-6 minuti su ciascun lato, 135 ° F per una cottura media.

48.   Keto Jerk Chicken

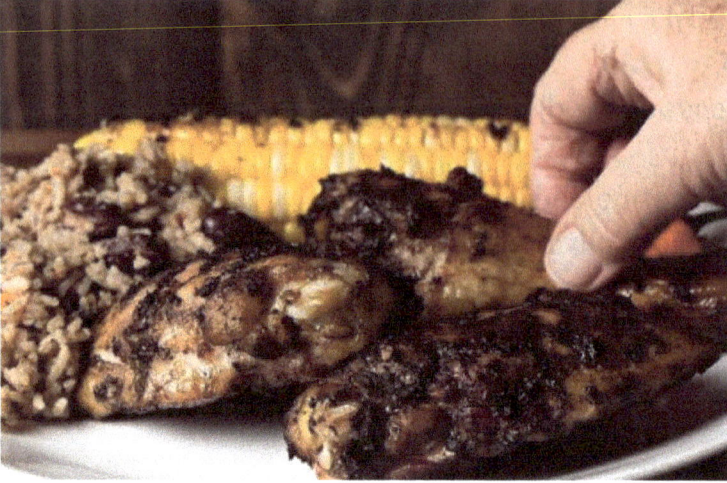

Tempo di preparazione 15 minuti
Tempo di cottura 60 minuti

INGREDIENTI
PER IL POLLO
- 16 cosce medio-grandi (circa 4 libbre di pollo)
- 3 cucchiai di olio di avocado
- 3 cucchiai di succo di lime fresco
- 2 cucchiai di amino di cocco
- 7 gocce di stevia liquida, opzionale

PER IL CONDIMENTO JERK
- 1/2 cucchiaino di pepe nero macinato
- 3/4 cucchiaino di sale
- 1 cucchiaio di foglie di timo essiccate
- 2 cucchiai di fiocchi di cipolla essiccati
- 1 cucchiaio di aglio in polvere
- 1/2 cucchiaino di cumino macinato
- 1 cucchiaino di paprika dolce
- 1/2 cucchiaino di peperoncino tritato più o meno a piacere
- 1/2 cucchiaino di cannella in polvere
- 1/2 cucchiaio di pimento macinato
- 1/2 cucchiaino di noce moscata macinata
- 1/4 cucchiaino di pepe di Caienna più o meno a piacere

PER SERVIRE
- Spicchi di lime fresco
- 1 scalogno affettato sottilmente, le parti verdi e bianche

INDICAZIONI
a) In una ciotola capiente unire tutti i condimenti e metterli da parte.
b) Aggiungi il succo di lime, gli aminos di cocco, l'olio di avocado e la stevia nella ciotola del condimento e mescola bene.
c) Aggiungere le cosce di pollo e ricoprire bene con il rub.

d) Coprite la ciotola e mettetela in frigo per almeno 4 ore o tutta la notte.
e) Quando è pronto per la cottura, tiralo fuori dal frigo e lascialo riposare a temperatura ambiente per circa 10-15 minuti.
f) Preriscaldare il forno a 350F.
g) Disporre le cosce di pollo su una grande teglia e cuocere per 55-60 minuti o fino a completa cottura.
h) Fatto! Trasferire su un piatto con lo scalogno e guarnire con spicchi di lime fresco.

49.   Pollo in padella

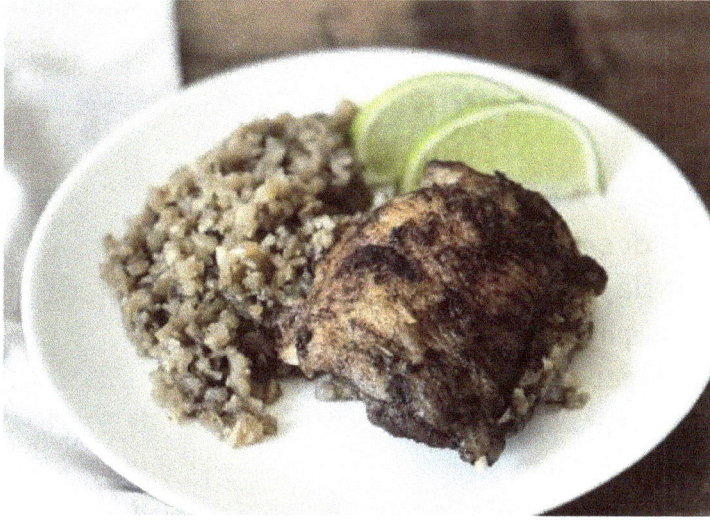

Tempo di preparazione: 5 minuti
Tempo di cottura: 36 minuti
Rendimento: 4

INGREDIENTI
STAGIONATURA A SCATTO
- 1 1/2 cucchiaino di eritritolo
- 1 cucchiaino di sale
- 3/4 cucchiaino di pimento macinato
- 1/2 cucchiaino di pepe nero
- 1/2 cucchiaino di aglio in polvere
- 1/2 cucchiaino di paprika
- 1/2 cucchiaino di prezzemolo secco
- 1/4 cucchiaino di foglie di timo essiccate
- 1/4 cucchiaino di cannella in polvere
- 1/4 cucchiaino di noce moscata macinata

POLLO
- 4 cosce di pollo con l'osso e la pelle
- 2 cucchiai di olio di avocado, per la padella
- 1/4 tazza di cipolle tritate
- 12 once di cavolfiore riso
- Spicchi di lime, per servire

INDICAZIONI
a) Preriscaldare il forno a 375° F.
b) In una piccola ciotola, sbatti insieme gli ingredienti per il condimento jerk. Strofina la miscela di condimenti su tutto il pollo.
c) In una padella ampia a fuoco medio, scaldare l'olio fino a quando non luccica. Mettere il pollo nella padella con la pelle rivolta verso il basso e cuocere senza disturbare per 4 minuti, fino a quando la pelle non sarà dorata. Capovolgere il pollo e cuocere per altri 4 minuti.

d) Trasferite il pollo su un piatto e aggiungete le cipolle nella padella.
e) Soffriggere fino a quando non diventa traslucido, circa 4 minuti. Aggiungere il cavolfiore risotto e cuocere finché non sarà appena tenero, altri 4 minuti.
f) Rimetti il pollo nella padella, con la pelle rivolta verso l'alto, e trasferisci la padella nel forno.
g) Cuocere per 20 minuti, o finché il pollo non raggiunge una temperatura interna di 165°F. Servire con spicchi di lime.

50.   <u>Zuppa di zucca speziata</u>

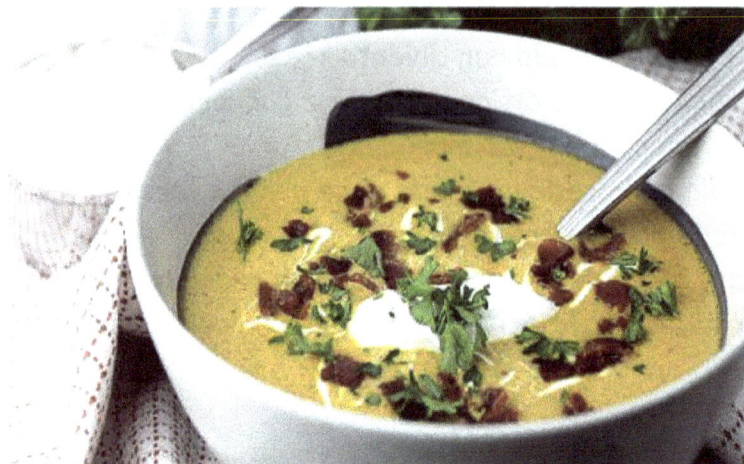

Per 3 porzioni di tazza.

INGREDIENTI
- 1 1/2 tazze di brodo di pollo
- 1 tazza di purea di zucca
- 4 cucchiai di burro
- 1/4 cipolla media, tritata
- 2 spicchi d'aglio arrostito, tritato
- 1/2 cucchiaino di sale
- 1/2 cucchiaino di pepe
- 1/2 cucchiaino di zenzero fresco tritato
- 1/4 cucchiaino di cannella
- 1/4 cucchiaino di coriandolo
- 1/8 cucchiaino di noce moscata
- 1 foglia di alloro
- 1/2 tazza di crema pesante
- 4 fette di pancetta ~ 3 cucchiai di pancetta avanzata e grasso (dalla pancetta)

INDICAZIONI
a) In una pentola capiente, a fuoco medio-basso, aggiungete il burro e fatelo sciogliere completamente. Vuoi che si scurisca in un colore dorato.
b) Tagliare a dadini 1/4 medio, tritare i 2 spicchi d'aglio arrostito e tritare 1/2 cucchiaino di zenzero fresco.

c) In un piccolo contenitore, mescola tutte le tue spezie in modo da averle insieme. 1/2 cucchiaino di sale, 1/2 cucchiaino di pepe, 1/2 cucchiaino di zenzero fresco tritato, 1/4 di cucchiaino di cannella, 1/4 di cucchiaino di coriandolo, 1/8 di cucchiaino di noce moscata e 1 foglia di alloro.

d) Quando il burro avrà assunto un colore dorato scuro, aggiungete la cipolla, l'aglio e lo zenzero nella padella e mescolate bene. Lasciate soffriggere per circa 2-3 minuti o fino a quando le cipolle iniziano a diventare traslucide.

e) Misurare 1 tazza di purea di zucca e metterla da parte.

f) Quando le cipolle saranno traslucide, aggiungete le spezie nella padella e lasciate cuocere per 1-2 minuti.

g) Aggiungere la purea di zucca nella padella e unire bene le cipolle e le spezie.

h) Una volta che la zucca è ben mescolata, aggiungi 1 1/2 tazza di brodo di pollo nella padella. Mescolate fino a quando tutto sarà amalgamato.

i) Portare a bollore e poi abbassare al minimo, lasciar sobbollire per 20 minuti.

j) Una volta cotte, usate un frullatore a immersione per frullare tutti gli ingredienti. Vuoi una purea liscia qui quindi assicurati di prenderti il tuo tempo. Cuocere per altri 20 minuti.

k) Nel frattempo cuocete a fuoco medio 4 fette di pancetta. Usa un raccogligrasso per tenere lontano il disordine dal tuo piano cottura.

l) Una volta che la zuppa è pronta, versare 1/2 tazza di panna e il grasso della pancetta cotta (dovrebbero essere circa 3 cucchiai) mescolare bene.

m) Sbriciolare la pancetta sopra la zuppa. Facoltativo: servire con prezzemolo tritato e 2 cucchiai di panna acida.

51.   Parmigiano di pollo semplice

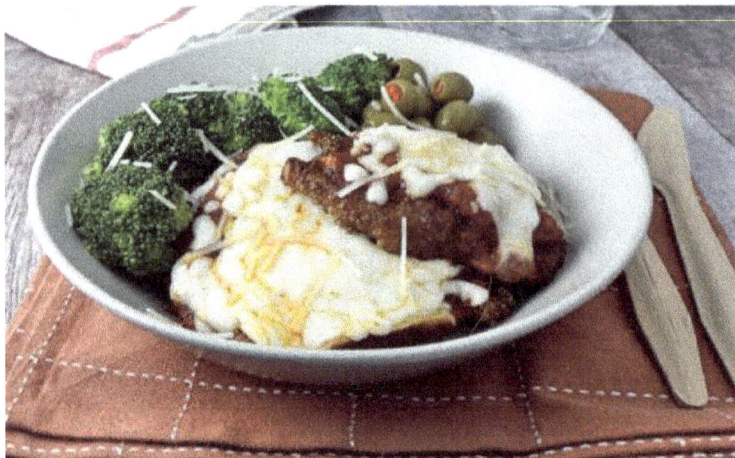

INGREDIENTI

IL POLLO

- 3 petti di pollo piccoli
- Sale e pepe a piacere
- 1 tazza di mozzarella

IL RIVESTIMENTO

- 5 once Cotiche
- 1/4 tazza di farina di semi di lino
- 1/2 tazza di parmigiano
- 1 cucchiaino di origano
- 1/2 cucchiaino di sale
- 1/2 cucchiaino di pepe
- 1/4 cucchiaino di fiocchi di peperoncino
- 1/2 cucchiaino di aglio
- 2 cucchiaini di paprika
- 1 uovo grande
- 1 1/2 cucchiaino di brodo di pollo
- 1/4 di tazza di olio d'oliva

INDICAZIONI

a) Tritare le cotiche di maiale, la farina di semi di lino, il parmigiano e le spezie in un robot da cucina.

b) Tagliate i petti di pollo a metà o in tre e riduceteli a fettine.

c) Condire a piacere.

d) In un contenitore separato per il rivestimento, rompere l'uovo e sbattere con il brodo di pollo.

e) In una casseruola, unire tutti gli ingredienti per la salsa e frullare insieme.

f) Lasciate cuocere per almeno 20 minuti mentre preparate il pollo.

g) Impanare tutte le cotolette di pollo immergendole nel composto di uova, quindi immergendolo nel composto di copertura. Mettere da parte su un pezzo di carta stagnola.

h) Scaldare l'olio d'oliva in una padella e friggere ogni pezzo di pollo 2 alla volta.

i) Mettere i pezzi di pollo in una casseruola, aggiungere la salsa sopra e poi cospargere con 1 tazza di mozzarella.

j) Infornate a 200°C per 10 minuti o fino a quando il formaggio non sarà ben sciolto

k) Servire con alcuni broccoli e olive a parte.

ZUPPE, STUFATI E CURRIES

52.   Zucca Al Curry

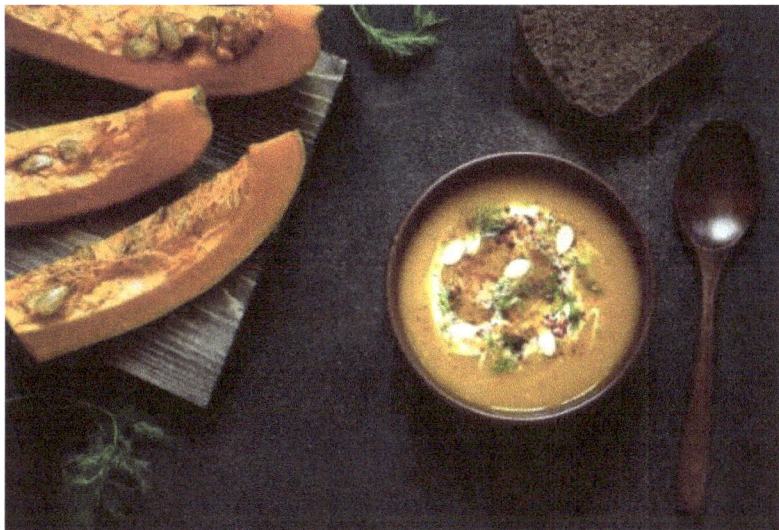

FA4
TEMPO DI PREPARAZIONE:30 minuti
TEMPO DI COTTURA: 50 minuti

INGREDIENTI

- 2 cucchiai di olio
- 1 cipolla media, tagliata a dadini
- 2 cucchiai di curry in polvere
- 1 peperone verde, privato dei semi e affettato
- 2 libbre (1 kg) zucca sbucciata e tagliata a cubetti
- 2 tazze (500 ml) di acqua
- 1 tazza (250 ml) di latte di cocco
- 1 scotch bonnet o peperoncino jalapeño, affettato
- 2 tazze (130 g) di piselli o piselli piccanti cotti

INDICAZIONI:

a) Scaldare l'olio in una padella capiente a fuoco medio. Aggiungere la cipolla e soffriggere finché non diventa traslucida, circa 5 minuti. Aggiungere il curry in polvere e far rosolare per qualche secondo, fino a quando sarà fragrante.

b) Aggiungere il peperone verde e la zucca e mescolare bene. Aggiungi l'acqua, il latte di cocco e il peperoncino e fai sobbollire a fuoco basso per 45 minuti finché la zucca non sarà tenera.

c) Unire i piselli gungo..

53.   Zuppa di piselli Gungo

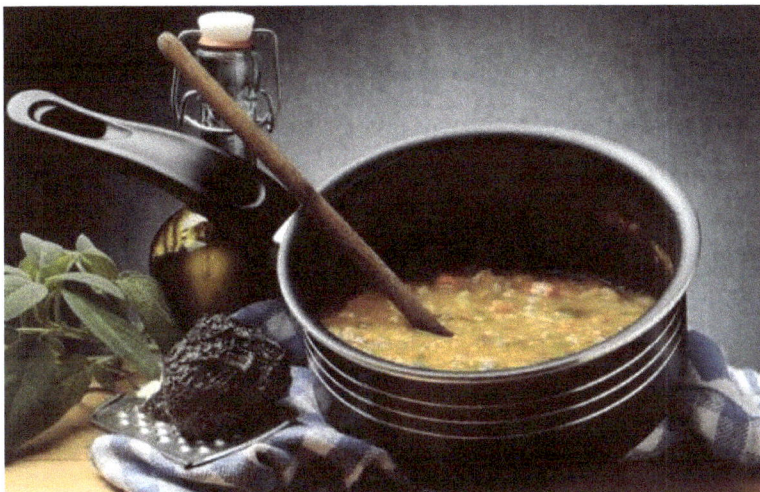

FA6-8
TEMPO DI PREPARAZIONE:10 minuti
TEMPO DI COTTURA: 2 ore 45 minuti

INGREDIENTI
- 2 tazze (400 g) di gungo essiccato o piselli piccanti
- 1 garretto di prosciutto affumicato
- 2 cipolle medie, tagliate a pezzi grandi
- 2 carote, tagliate a pezzi grandi
- 1 gambo di sedano, con foglie
- 2 peperoncini scotch bonnet o jalapeño, privati dei semi e tagliati a dadini
- 1 spicchio d'aglio, tritato
- 1 foglia di alloro
- 1 cucchiaino di foglie di rosmarino fresco tritate o $\frac{1}{4}$ di cucchiaino di rosmarino essiccato tritato
- 1 porzione di Spinner

INDICAZIONI:
a) Prepara gli Spinner
b) Lavate i piselli e metteteli in una ciotola. Aggiungere abbastanza acqua per coprire e lasciare in ammollo per tutta la notte. Scolare e mettere da parte.
c) Aggiungere 6 tazze d'acqua in una pentola e aggiungere il prosciutto, le cipolle, le carote, il sedano, i peperoncini, l'aglio, l'alloro e il rosmarino. Portare a ebollizione, abbassare la fiamma e far sobbollire per 45 minuti. Filtrare il brodo, riservando il prosciutto di garretto e scartando le verdure. Scremare il grasso dal brodo.
d) Rimettere il brodo e il prosciutto nella pentola insieme ai piselli bagnati. Cuocere a fuoco basso finché i piselli non saranno teneri, circa 2 ore. Togliere metà dei piselli dalla zuppa con un mestolo forato e passarli in un robot da cucina.

Rimetti la purea nella zuppa. Aggiungere le Spinner preparate alla zuppa e far scaldare.

54.   Vellutata Di Zucca

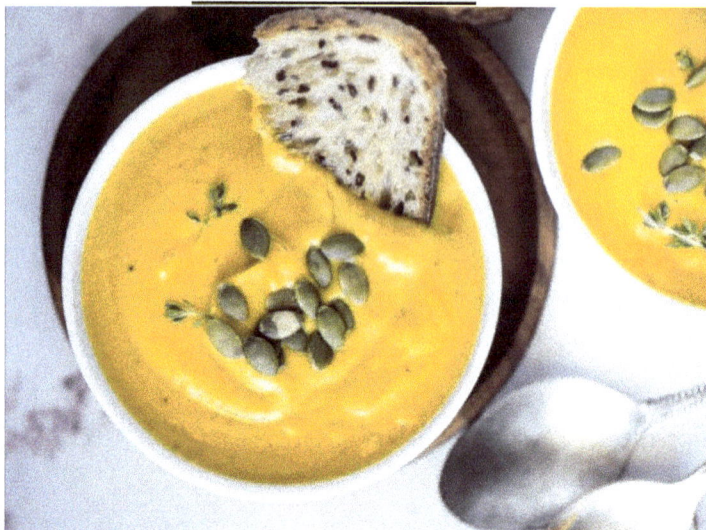

INGREDIENTI

- 1 zucca
- 1 cipolla
- 2 once Burro
- 1 litro d'acqua o brodo di pollo
- 1 pinta di panna acida
- 1 cucchiaino colmo di noce moscata grattugiata
- sale
- Pepe nero

INDICAZIONI:

a) Raschiare la polpa della zucca e lasciarla da parte. Conserva il guscio per usarlo come zuppiera. Rimuovi i semi.

b) Rosolare la cipolla tritata nel burro, quindi aggiungere la zucca. Aggiungere acqua.

c) Cuocere per 40 minuti. Unire la panna acida e portare a ebollizione. Togliere dal fuoco. Aggiungere sale, pepe e noce moscata. Frullare, quindi versare nel guscio di zucca.

55. <u>Zucca serpente</u>

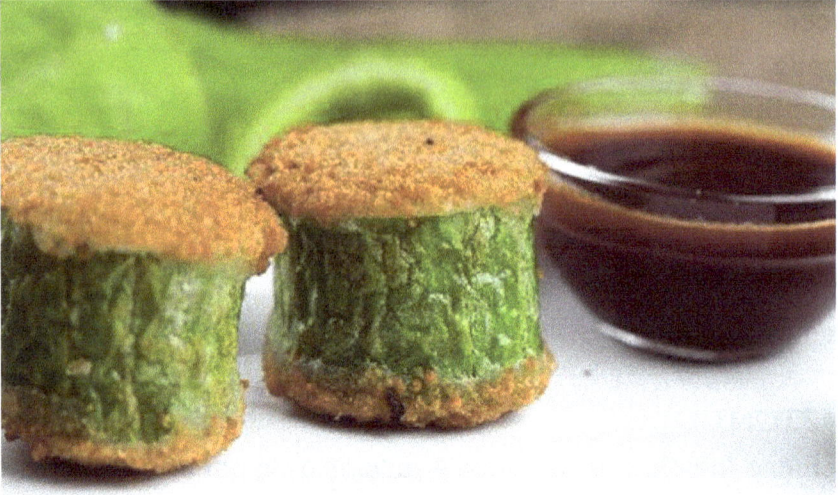

INGREDIENTI

- 1 zucca serpente-
- ½ tazza di manzo disossato
- 1 cipolla, tritata
- 2 cucchiai di pasta di zenzero e aglio
- 2 peperoncini verdi, tritati
- 1 cucchiaino di coriandolo in polvere
- 2 cucchiaini di cocco grattugiato
- 1 cucchiaino di peperoncino in polvere
- 6 foglie di curry
- 1 uovo
- Olio
- Sale

INDICAZIONI:

a) Tritare la carne in un frullatore e tenerla da parte.

b) Scaldare l'olio in una pentola a pressione e far rosolare la cipolla per 7 minuti a fuoco lento. Aggiungere la pasta di zenzero e aglio e far rosolare per 2 minuti.

c) Quindi aggiungere il coriandolo in polvere, il cocco grattugiato, i peperoncini verdi, il peperoncino in polvere, le foglie di curry e il cumino in polvere. Rosolate per un po' a fuoco basso.

d) Condite la carne macinata con il sale e mescolate bene. Lasciar cuocere la carne con il coperchio chiuso.

e) Aprite il coperchio e lasciate bollire se c'è dell'acqua.

f) Quindi farcire la zucca serpente con il ripieno.

g) Scaldare l'olio in una padella.

h) Immergete la zucca ripiena nell'uovo e fatela rosolare in padella a fuoco basso da tutti i lati.

i) Servire caldo.

56.   Zuppa Di Gamberi Al Cocco

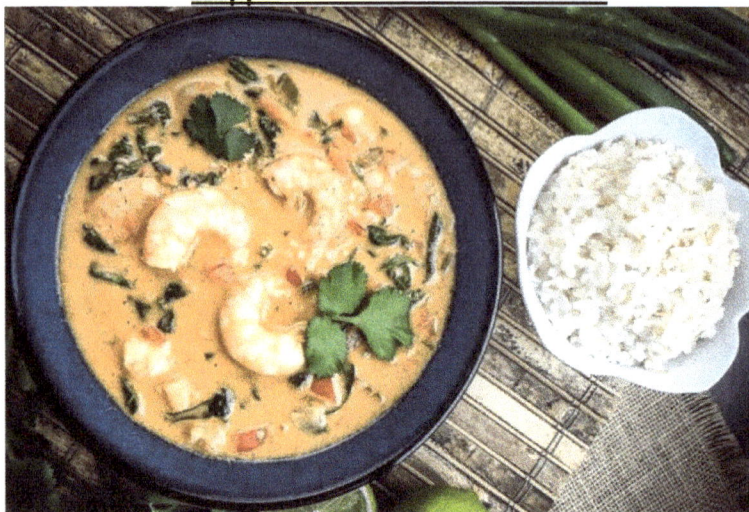

TEMPO DI PREPARAZIONE:25 minuti
TEMPO DI COTTURA:25 minuti
FA: 4

INGREDIENTI

- 600 g di gamberi crudi, privati
- 1 cipolla piccola tritata
- 2 carote di media grandezza tritate
- 1 peperone rosso tritato
- 2-3 tazze di spinaci o cavoli, tritati
- 2 scalogno tritato
- una manciata di gombo intero
- 4 spicchi d'aglio tritati
- 1 cucchiaio di zenzero tritato
- 1 lattina di latte di cocco
- 1 litro di brodo vegetale
- 1 cucchiaino di condimento ai frutti di mare
- 1 cucchiaino di pepe nero
- 5 rametti di timo fresco
- 2 cucchiaini di prezzemolo
- 1 cuffia scozzese
- $\frac{1}{4}$ cucchiaino di peperoncino rosso in scaglie per riscaldarlo
- una spruzzata di succo di lime fresco
- $\frac{1}{8}$ cucchiaino di sale rosa dell'Himalaya
- olio di cocco
- 1 cucchiaio di tapioca mescolato con 2 cucchiai di acqua tiepida per una zuppa più densa

INDICAZIONI

a) Mettere i gamberi in una ciotola media e marinare con il condimento ai frutti di mare, quindi mettere da parte.

b) Sciogliere 2 cucchiai di olio di cocco in una grande casseruola a fuoco medio.

c) Procedere ad aggiungere le cipolle, lo scalogno e l'aglio, quindi soffriggere fino a renderle morbide e traslucide.

d) Aggiungere le carote, l'aglio, i peperoni e gli spinaci e continuare a cuocere per 5 minuti

e) Aggiungere il pepe nero, il prezzemolo, il timo e i fiocchi di peperoncino (se utilizzati) e mescolare e unire alle verdure.

f) Versare il brodo vegetale e il latte di cocco nella casseruola, quindi portare a ebollizione

g) Aggiungere lo scotch bonnet e poi abbassare la fiamma con il coperchio.

h) Cuocere per 20 minuti

i) Dopo 15 minuti, aggiungere il gombo e i gamberi e aggiungere la pasta di tapioca se si desidera che la zuppa sia leggermente più densa

j) Spremere il lime su tutta la zuppa e lasciar cuocere a fuoco lento per altri 5 minuti.

57. Pollo al curry a basso contenuto di carboidrati

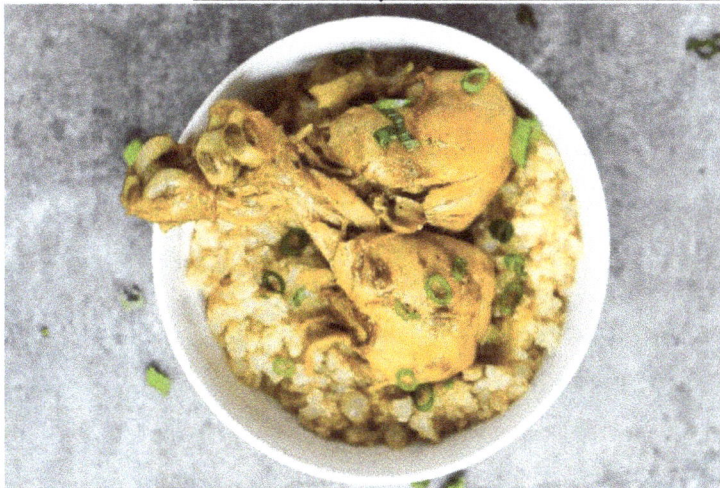

TEMPO TOTALE: 40 minuti
FA: 6

INGREDIENTI

- 2 libbre di cosce di pollo
- 1 cucchiaio di sale condimento
- 2 cucchiai di curry in polvere
- 1 gambo di scalogno
- $\frac{1}{2}$ cipolla bianca di media grandezza
- 1 rametto di timo

INDICAZIONI

a) Lavare e pulire il pollo
b) Condite bene il pollo con il sale
c) Aggiungi il curry in polvere, lo scalogno, la cipolla e il timo in una padella ricoperta di spray
d) Rosolare il pollo in padella per 10 minuti a fuoco vivo
e) Aggiungere 2 tazze d'acqua, coprire e cuocere a fuoco lento per 30 minuti, mescolando spesso

58. Pollo in umido rosolato

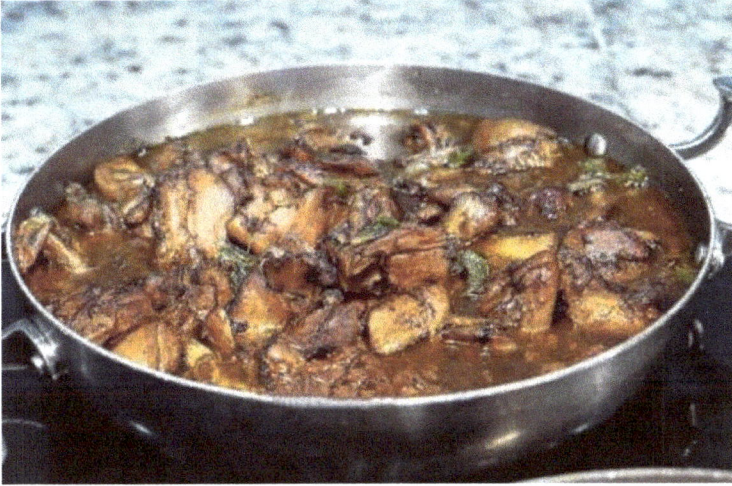

FA: 4
TEMPO DI PREPARAZIONE:1 GIORNO
TEMPO DI COTTURA:50 MINUTI

INGREDIENTI

- 3 libbre di pollo tagliato in porzioni senza pelle
- 2-3 carote
- 1 mazzetto di scalogno
- 1 rametto di timo o un cucchiaino di timo essiccato
- 1 gambo scalogno (cipollotto)
- 2-3 spicchi d'aglio
- 1-2 pomodori
- 1 cucchiaino di salsa di peperoni
- Sale
- Pepe nero
- 1 cucchiaio di olio d'oliva

INDICAZIONI

a) Condire il pollo con sale, pepe nero, spicchi d'aglio schiacciati e scalogno tritato.

b) Marinare il pollo per almeno un'ora ma idealmente per tutta la notte, coperto in frigorifero.

c) Scaldare l'olio in una larga padella antiaderente.

d) Friggere il pollo per pochi minuti su ciascun lato, fino a doratura.

e) Togliere il pollo dalla padella.

f) Friggere le carote tritate fino a doratura.

g) Aggiungere i pomodori tagliati, la salsa di peperoncino, il timo e una tazza di acqua calda in una padella.

h) Lasciare sobbollire per 5 minuti.

i) Aggiungere il pollo in padella.

j) Aggiungere un'altra tazza di acqua calda, abbassare la fiamma e coprire la padella.

k) Cuocere a fuoco lento per circa 30 minuti fino a quando il pollo è tenero e la salsa marrone si è addensata.

59. Zuppa di conchiglie al latte di cocco

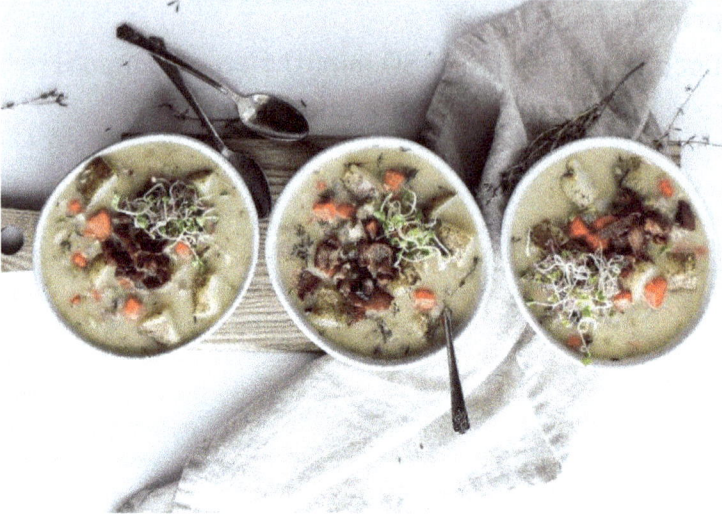

INGREDIENTI

- 1 libbra di carne di conchiglia
- 1/4 di tazza di olio da cucina, diviso
- 2 cipolle verdi, tritate
- 1 carota, tagliata a dadini
- 1 gambo di sedano, tagliato a dadini
- 1 piccolo peperone rosso, tagliato a dadini
- 1/2 chicchi di mais freschi
- 2 cucchiai di farina per tutti gli usi
- 1 quarto e mezzo
- Lattina da 14 once di latte di cocco
- 2 tazze di brodo di pesce
- 1 1/2 cucchiai di radice di zenzero fresca grattugiata
- Sale e pepe a piacere
- 1 1/2 cucchiaino di salsa piccante
- 1 mazzetto di coriandolo fresco (coriandolo), tritato

INDICAZIONI

a) Metti la carne di conchiglia in una pentola con acqua a sufficienza da coprire e porta a bollore. Cuocere per 15 minuti.

b) Scolare e tritare finemente.

c) Sciogliere 2 cucchiai di olio in una padella a fuoco medio e unire le cipolle verdi, le carote, il sedano, il peperoncino e il mais. Cuocere e mescolare per 5 minuti.

d) Sciogliere i restanti 2 cucchiai di olio in una pentola capiente e sbattere la farina per creare un roux. Versare metà e metà, latte di cocco e brodo di pesce. Unire lo zenzero e condire con sale e pepe.

e) Mescolare la conchiglia e le verdure nella pentola. Portare a ebollizione, abbassare la fiamma e far sobbollire per 15 minuti. Unire la salsa piccante e il coriandolo (coriandolo).

Continuare la cottura per 15 minuti o fino alla consistenza desiderata.

60. Zuppa Di Porri

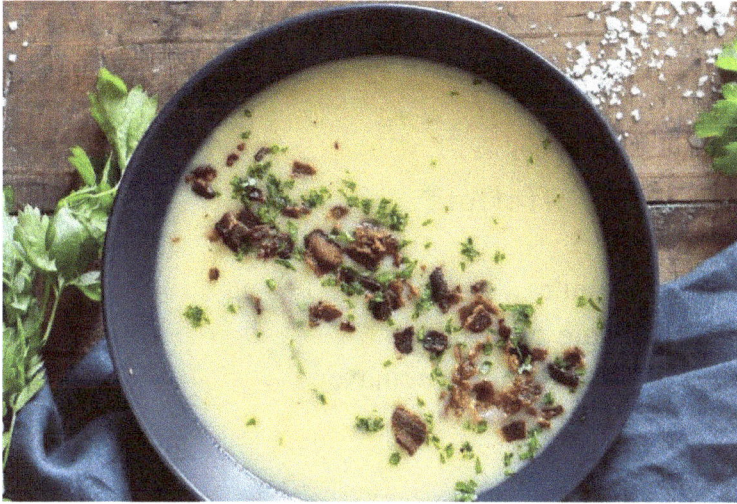

FA4

INGREDIENTI
- 2 cucchiai di burro
- 3 tazze di porri, affettati
- 1 1/2 tazze di cipolle, affettate
- 2 cucchiai di farina
- 6 tazze di brodo di pollo
- 1 1/2 cucchiaino di sale o a piacere
- 1/2 cucchiaino di pepe bianco macinato

INDICAZIONI
a) Sciogliere il burro in una casseruola a fuoco moderato
b) Unire i pezzi di porro e cipolla per ricoprirli di burro
c) Coprite la padella e abbassate il fuoco
d) Cuocere lentamente, mescolando di tanto in tanto per 10-15 minuti fino a quando le verdure non saranno molto morbide, ma non colorate
e) Scoprire e cospargere di farina i porri e le cipolle Mescolare per distribuire la farina
f) Cuocere per 2 minuti a fuoco moderato
g) Togliete dal fuoco e lasciate cuocere un attimo
h) Mescolando continuamente, aggiungere 2 tazze di brodo
i) Portare a bollore
j) Quando il liquido sarà omogeneo e inizierà ad addensarsi, aggiungete il resto del brodo.
k) Scaldare la zuppa a bollore, coprire la padella e abbassare la fiamma
l) Fate sobbollire per circa 20 minuti.
m) Per servire, schiacciare, frullare o ridurre in purea la zuppa alla consistenza desiderata Servire tiepida

61.   Zuppa di lenticchie

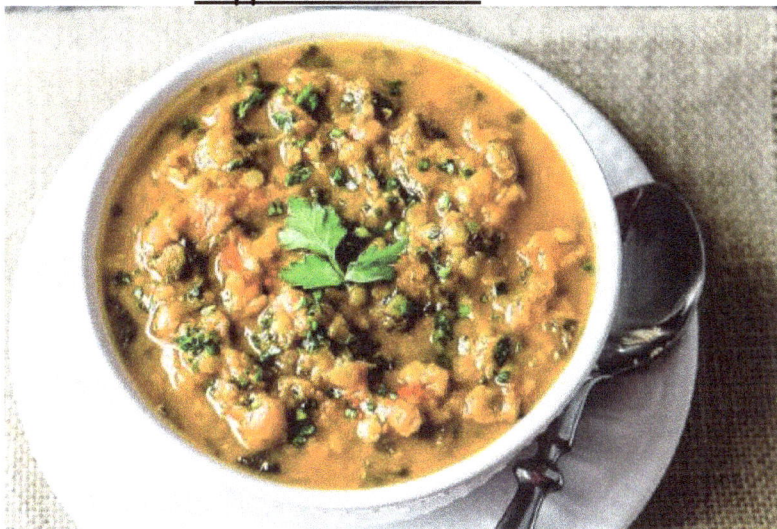

INGREDIENTI
PER LA ZUPPA:

- 1/2 libbra di salsiccia
- 2 cucchiaini di olio
- 2 porri
- 1 cipolla
- 1 carota
- 1/2 tazza di pomodorini con liquido
- 1 1/2 tazze di lenticchie
- 2 litri di brodo di pollo
- Sale e pepe a piacere
- Prezzemolo

PER CREMA DI SCAGLIONE

- 1 cucchiaio di aceto di sherry
- 1/2 tazza di scalogno tritato
- 1 tazza di panna acida

INDICAZIONI

a) Cuocere la salsiccia fino a doratura. Aggiungere 1/4 di tazza di acqua fredda e far bollire fino a quando il liquido non sarà scomparso. Rimuovere e mettere da parte.

b) Mondate i porri e divideteli nel senso della lunghezza, sciacquateli per eliminare la grana, quindi affettateli sottili. Scaldare l'olio in una pentola capiente. Aggiungere i porri, la cipolla e la carota e mescolare in modo che assorbano il grasso e coprire. Cuocere a fuoco basso per circa 8 minuti o fino a quando le verdure non saranno trasparenti.
Aggiungere i pomodori e le lenticchie alle verdure. Versare il brodo, sale, pepe e salsiccia. Portare a bollore quindi cuocere a fuoco lento per circa 25 minuti. Mescolare il prezzemolo nella zuppa.

c) Per la crema di scalogno basta mescolare tutti gli ingredienti. Servire una cucchiaiata sopra la zuppa.

62.   Zuppa Di Zucca

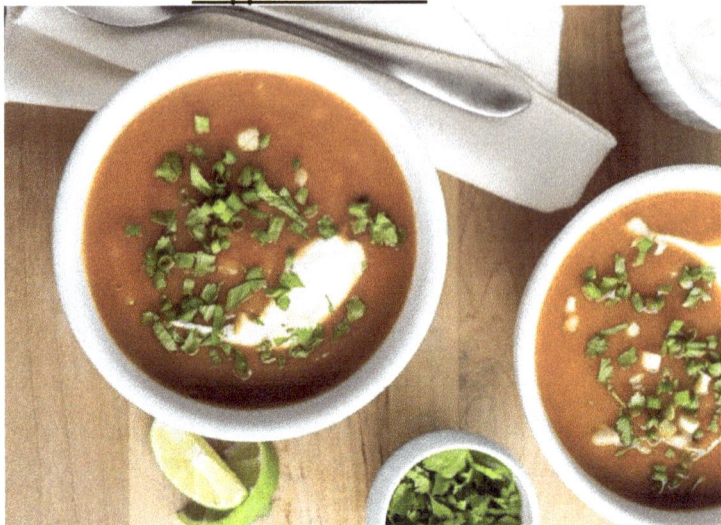

FA4

INGREDIENTI

- 1 cipolla grande, sbucciata e tritata
- 1 carota, sbucciata e tritata
- 1 jalapeño, pepe, semi privati, tritato finemente
- 3 cucchiai di burro
- 2 cucchiaini di cumino macinato
- 2 cucchiaini di coriandolo macinato
- 1/2 cucchiaino di cannella in polvere
- 1/2 cucchiaino di pepe di Caienna
- 1/2 cucchiaino di peperoncino in polvere
- 1 zucca per spaghetti grande, sbucciata e tagliata a dadini
- Brodo di pollo per coprire le verdure, circa 3 tazze
- Succo di 1 arancia
- Succo di 1 lime

CREMA DI ANCORA

- 2 o 3 peperoncini Ancho, dimezzati, privati del gambo e dei semi
- 6 cucchiai di latte di mandorle
- 4 cucchiai di panna acida
- Sale
- Pepe
- Succo di lime a piacere

INDICAZIONI

a) In una pentola capiente e pesante, far appassire la cipolla, la carota e il peperoncino jalapeno nel burro fino a renderli morbidi

b) Aggiungi cumino, coriandolo, cannella, pepe di Caienna e peperoncino in polvere

c) Cuocere per altri 2 minuti a fuoco basso

d) Aggiungi la zucca
e) Coprire la miscela con il brodo, il succo di un'arancia e il succo di un lime Cuocere a fuoco lento finché la zucca non sarà morbida, circa 1/2 ora
f) Lasciar raffreddare
g) Frullate il composto nel mixer o usate il frullatore a immersione
h) Riportare la zuppa nella padella, condire con sale e pepe
i) Scaldare e aggiustare di condimento se necessario
j) Amalgamare con la crema di ancho
k) Guarnire con panna acida diluita con un po' di panna
l) Mettere il dab al centro di una zuppiera e, usando uno stuzzicadenti, trascinare dal centro verso l'esterno e formare una stella o una ragnatela

63. Zuppa di gocce di uova Keto

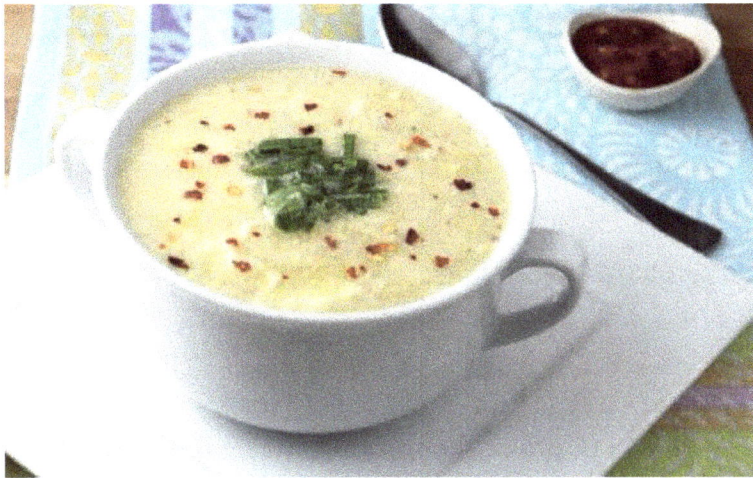

FA: 1
TEMPO TOTALE: 5 minuti

INGREDIENTI

- 1 1/2 tazze di brodo di pollo
- 1/2 cubetto di brodo di pollo
- 1 cucchiaio di burro
- 2 uova grandi
- 1 cucchiaino di pasta di peperoncino e aglio

INDICAZIONI

a) Metti una padella sul fuoco e accendila a fuoco medio-alto.
b) Aggiungere il brodo di pollo, il dado di brodo e il burro. Portare ad ebollizione.
c) Unire la pasta all'aglio e peperoncino.
d) Sbattere le uova separatamente e aggiungerle al brodo bollente.
e) Amalgamare bene e cuocere per altri 3 minuti.
f) Servire.

64. Zuppa di gamberi

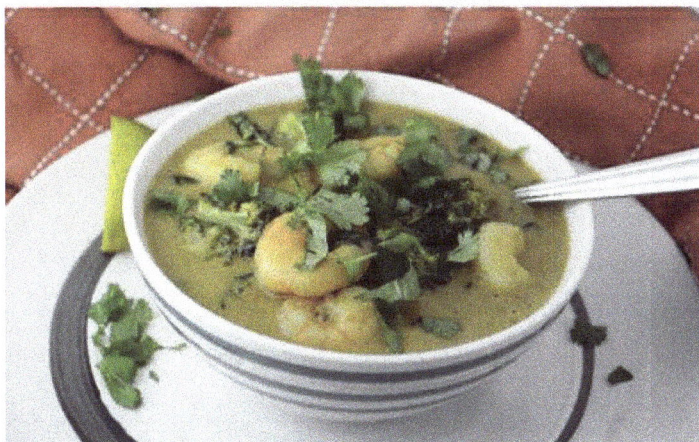

FA: 2
TEMPO TOTALE: 20 minuti

INGREDIENTI

- 2 cucchiai di pasta al curry verde
- 1 tazza di brodo vegetale
- 1 tazza di latte di cocco
- 6 once Gamberi Precotti
- 5 once Cimette di broccoli
- 3 cucchiai di coriandolo, tritato
- 2 cucchiai di olio di cocco
- 1 cucchiaio di salsa di soia
- Succo di 1/2 Lime
- 1 cipollotto medio, tritato
- 1 cucchiaino di aglio arrosto schiacciato
- 1 cucchiaino di zenzero tritato
- 1 cucchiaino di salsa di pesce
- 1/2 cucchiaino di curcuma
- 1/2 tazza di panna acida

INDICAZIONI

a) In una casseruola di media grandezza fate sciogliere l'olio di cocco.

b) Aggiungere l'aglio, lo zenzero, i cipollotti, la pasta di curry verde e la curcuma. Aggiungere la salsa di soia e la salsa di pesce.

c) Cuocere per 2 minuti.

d) Aggiungere il brodo vegetale e il latte di cocco e mescolare bene. Cuocere per qualche minuto a fuoco basso.

e) Aggiungere le cimette di broccoli e il coriandolo e mescolare bene una volta che il curry si sarà leggermente addensato.

f) Quando sei soddisfatto della consistenza del curry, aggiungi i gamberi e il succo di lime e mescola il tutto.

g) Cuocere per qualche minuto a fuoco basso. Se necessario, aggiustare di sale e pepe.

INSALATE

65.   <u>Insalata di salmone dell'isola</u>

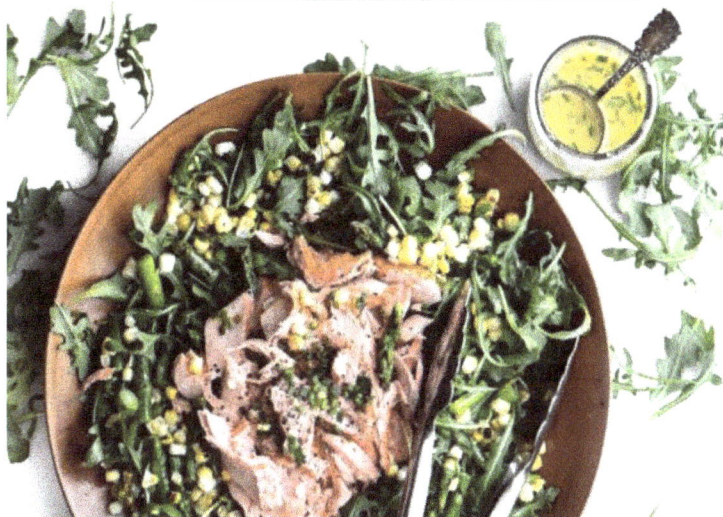

FA: 1 porzione

INGREDIENTI

- 8 once di salmone o altri filetti di pesce sodi
- 1 cucchiaio di olio d'oliva
- 1 cucchiaio di succo di lime o limone
- 1 cucchiaino di condimento cajun
- 6 tazze di verdure miste strappate
- 2 arance medie; pelato e sezionato
- 1 tazza di fragole; dimezzato
- 1 avocado medio; tagliato a metà, senza semi, sbucciato, affettato
- $\frac{1}{4}$ tazza di noci Macadamia o mandorle tritate; tostato
- ciotola di tortilla
- Condimento al dragoncello e latticello
- Riccioli di scorza di lime

INDICAZIONI:

a) Spennellare il pesce con olio, spruzzare con succo di lime o limone e condire. Mettere in un cestello per griglia unto. Grigliare per 4-6 minuti per ogni $\frac{1}{2}$ pollice di spessore o fino a quando il pesce non si sfalda facilmente, girandolo una volta. Tagliare il pesce a bocconcini.

b) Unisci pesce, verdure, arance, fragole, avocado e noci in una grande ciotola: mescola delicatamente per mescolare. Versare nelle ciotole per tortilla e condire con il condimento.

c) Guarnire ogni porzione con un ricciolo di scorza di lime, se lo si desidera.

66.   Insalata Di Pollo Allo Scatto

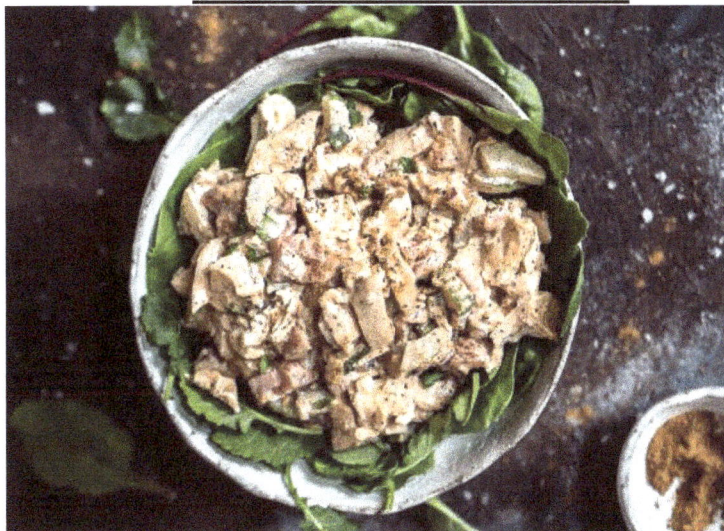

FA: 4
TEMPO DI PREPARAZIONE:5 MINUTI
TEMPO DI COTTURA:30 MINUTI

INGREDIENTI

- 1 libbra Petto di pollo disossato e senza pelle, (cotto e tritato)
- 1/3 tazza di maionese
- 2 gambi di sedano, (tritati o affettati)
- 2 peperoni rossi arrostiti al fuoco, (tritati)
- 2 cucchiaini di condimento Jerk
- Sale/Pepe qb

INDICAZIONI

a) Unire tutti gli ingredienti e conservare in un contenitore ermetico.

67. Insalata Di Broccoli

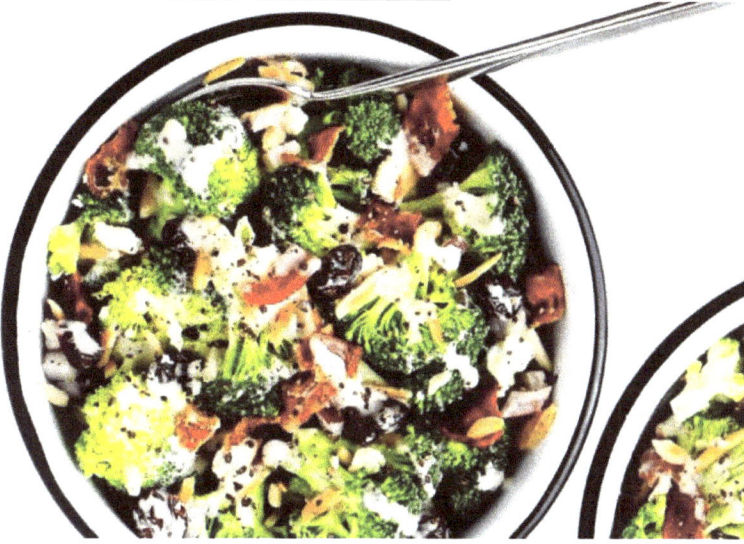

INGREDIENTI

- 1 mazzetto di broccoli, a pezzi
- 1/2 tazza di cipolle rosse tritate finemente
- 1/2 libbra di pancetta cotta e sbriciolata
- 1/2 tazza di sedano a cubetti
- 1/2 tazza di semi di girasole

VESTIRSI

- 1 tazza di condimento per insalata Miracle Whip

INDICAZIONI

a) In una ciotola capiente, unire i broccoli e gli altri ingredienti per l'insalata.

b) Mescolare gli ingredienti del condimento, versare sopra gli ingredienti dell'insalata e mescolare delicatamente.

68.   Insalata Cesare

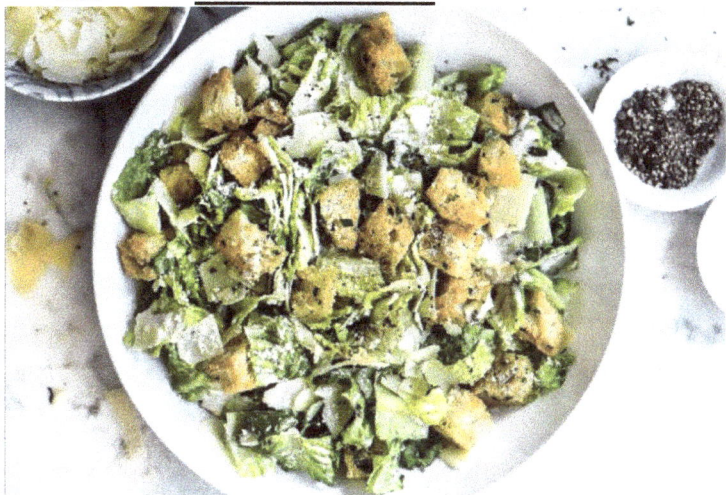

INGREDIENTI

- 1 testa di lattuga romana, tritata grossolanamente
- 1/4 di tazza di olio extravergine di oliva, diviso
- 2 uova alla coque
- Un pizzico abbondante di sale marino
- Pepe nero appena macinato
- Irrorare con aceto di vino rosso
- 3 colpi di salsa Worcestershire
- Una manciata di cuori di canapa

INDICAZIONI

a) Per prima cosa, avvia una conversazione.
b) Condire la lattuga con 2 cucchiai di olio extravergine di oliva. Lancia per ricoprire.
c) Aggiungi sale e pepe. Lancia per ricoprire.
d) Aggiungere l'aceto e mescolare per ricoprire.
e) Versare la salsa Worcestershire sulla lattuga. Lancia per ricoprire.
f) Rompi le uova sull'insalata.
g) Lancia per ricoprire.
h) Completate con i cuori di canapa e servite.

69.   Insalata di avocado, peperoni e carote

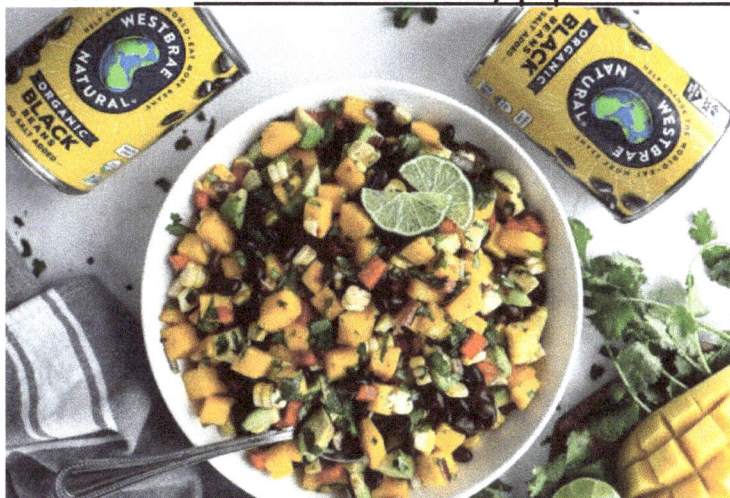

INGREDIENTI

- 2 avocado, affettati sottilmente
- 2 carote, a spirale o semplicemente a bastoncini
- 2 cipolle verdi, affettate sottilmente
- 1 peperone rosso, tagliato a dadini
- 1 peperoncino jalapeño, affettato sottilmente
- 3 cucchiai di coriandolo fresco tritato
- 1 cucchiaio di semi di sesamo

INDICAZIONI

a) Combina o stratifica gli avocado, le carote, le cipolle verdi, il peperone rosso e il jalapeño.

b) Completate con il coriandolo e i semi di sesamo.

70.   Slaw asiatico

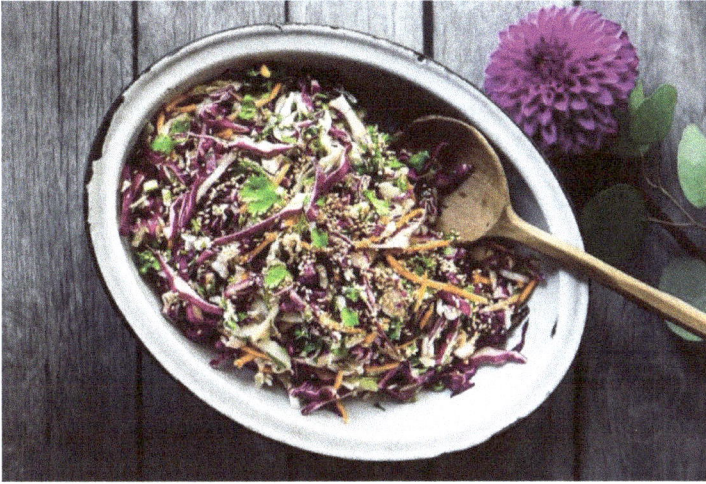

INGREDIENTI

- 5 tazze di cavolo verde affettato sottilmente
- 2 tazze di cavolo rosso affettato sottilmente Peperoni rossi, affettati sottilmente 1 peperone verde
- Carote, Julienne
- 6 cipolle verdi, tritate
- 1/2 tazza di coriandolo fresco tritato

CONDIMENTO SLAW

- 6 cucchiai di aceto di vino
- 6 cucchiai di olio vegetale
- 3 cucchiai di salsa di soia
- 2 cucchiai di radice di zenzero fresca tritata
- 1 1/2 cucchiai di aglio tritato

INDICAZIONI

a) In una ciotola capiente, sbatti insieme gli ingredienti per la salsa di slaw. Versare tutti gli ingredienti per lo slaw nel condimento per slaw fino a quando tutte le verdure non saranno ricoperte con il condimento.

b) Servire subito.

71. <u>Barbabietole in salamoia allo zenzero con cannella</u>

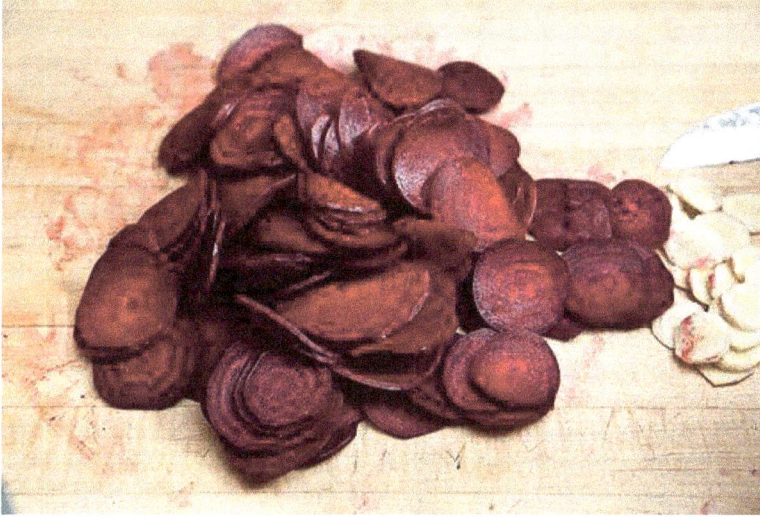

INGREDIENTI

- 4 barbabietole grandi
- 1 cucchiaino di zenzero fresco tritato
- 125 ml / 1/2 tazza di aceto di canna o aceto di malto distillato
- 60 ml / 1/4 di tazza d'acqua
- 1 stecca di cannella
- 1/2 peperoncino scozzese Bonnet affettato

INDICAZIONI

a) Lessare le barbabietole in una grande pentola d'acqua fino a quando sono tenere - 45 - 60 minuti.

b) Raffreddare e togliere la pelle e tagliare le barbabietole a spicchi. Mettere in una ciotola poco profonda in uno strato.

c) Scaldare lo zenzero, l'aceto e l'acqua fino a quando non bolle, quindi aggiungere la cannella e lo scotch bonnet.

d) Versare sulle barbabietole.

72.   <u>Insalata Di Conchiglie</u>

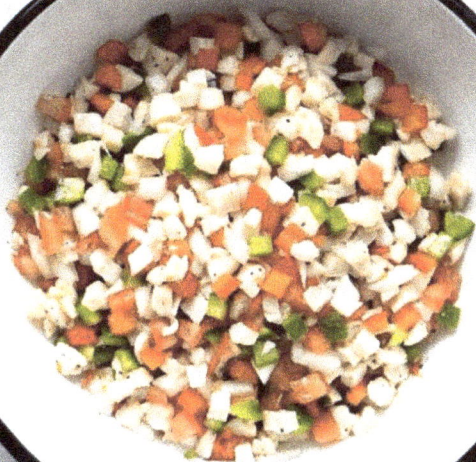

INGREDIENTI

- 2 conchiglie fresche pulite
- Succo di 2 lime
- 1 peperoncino jalapeño, privato dei semi e tritato
- 1/4 di tazza di coriandolo fresco tritato o shado beni
- 1/2 cetriolo, tritato
- 1/2 peperone giallo, tritato
- 1/2 peperone rosso, tritato
- 1/4 di cipolla rossa, tritata
- 1/2 tazza di pomodoro fresco, tritato
- 1/2 avocado, tritato
- Sale e pepe a piacere

INDICAZIONI

a) Mettere l'intera conchiglia in una pentola a pressione, coprire con acqua, portare a bollore e cuocere per 30 minuti.

b) Immergi la conchiglia in acqua fredda finché non si raffredda. Tritare 2 conchiglie e mescolare con tutti gli ingredienti sopra.

c) Servire

73.   <u>Insalata Verde Mista Con Pollo Alla Griglia</u>

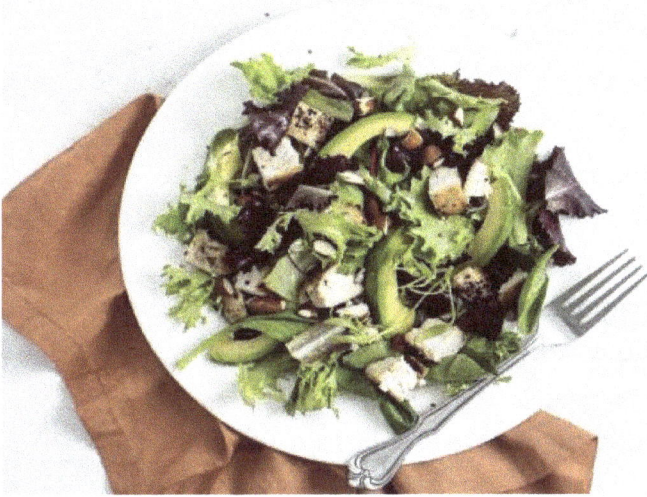

FA: 1
TEMPO TOTALE: 20 minuti

INGREDIENTI
INSALATA
- 2 once. Verdure miste
- 3 cucchiai Pinoli o mandorle tostati
- 2 cucchiai di Keto Vinaigrette
- 2 cucchiai di parmigiano a scaglie
- 1 avocado, nocciolo e pelle privati e affettati
- Sale e pepe a piacere
- 1/4 lb. Petto di pollo disossato, tagliato a julienne

MARINATA DI POLLO
- 3 cucchiai di succo di ananas
- 3 cucchiai di salsa di soia
- 1 cucchiaio di salsa Worcestershire
- 1/2 cucchiaino di aglio in polvere

INDICAZIONI
a) In un grande sacchetto di plastica richiudibile, unire la marinata. Aggiungere le strisce di pollo e mescolare per ricoprire. Coprire e lasciare riposare per 10 minuti o più.

b) Scolare e scartare la marinata. Grigliate il pollo a fuoco medio per 10 minuti, girandolo a metà.

c) Per servire: condite le verdure con i pinoli, il pollo grigliato e la vinaigrette.

d) Aggiustate di sale e pepe a piacere e guarnite con scaglie di parmigiano.

e) Divertiti.

74.   <u>Insalata di tofu e cavolo cinese</u>

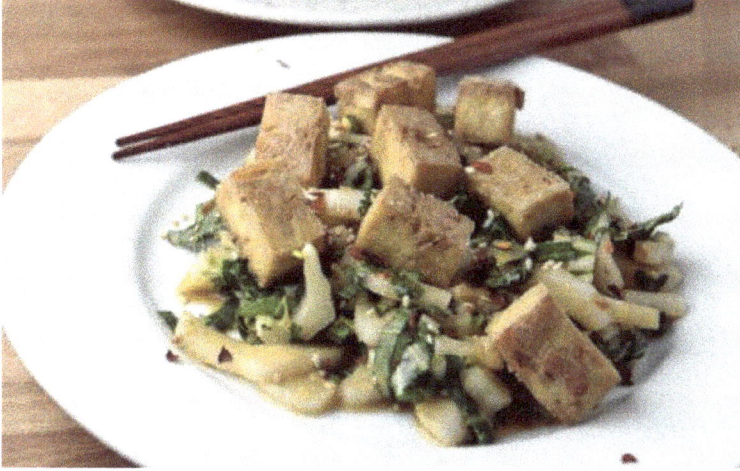

FA: 3
TEMPO TOTALE: 20 minuti

INGREDIENTI
- 15 once Tofu extra duro
- 9 once Bok Choi

MARINATA
- 1 cucchiaio di salsa di soia
- 1 cucchiaio di olio di sesamo
- 1 cucchiaio di acqua
- 2 cucchiaini di aglio tritato
- Succo 1/2 limone

SALSA
- 1 gambo Cipolla Verde
- 2 cucchiai di coriandolo, tritato
- 3 cucchiai di olio di cocco
- 2 cucchiai di salsa di soia
- 1 cucchiaio di Sriracha
- Succo 1/2 lime
- 7 gocce di Stevia Liquida

INDICAZIONI
a) Preriscaldare il forno a 350 gradi Fahrenheit.
b) Unisci tutti gli ingredienti della marinata in una ciotola (salsa di soia, olio di sesamo, acqua, aglio e limone).
c) Tagliare il tofu a quadratini e unirlo alla marinata in un sacchetto di plastica. Marinare per 10 minuti o più.
d) Rimuovere il tofu e cuocere per 15 minuti su una teglia.
e) In un piatto da portata, unire tutti gli ingredienti della salsa.
f) Togliere il tofu dal forno e unire il tofu, il cavolo cinese e la salsa in un'insalatiera.

75. <u>Insalata vegana di cetrioli Keto</u>

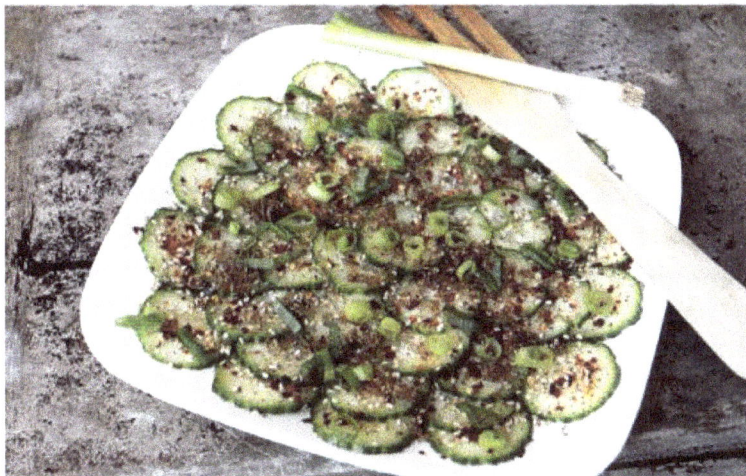

FA: 1
TEMPO TOTALE: 5 minuti

INGREDIENTI
- 3/4 di cetriolo grande
- 1 confezione di Shirataki Noodles
- 2 cucchiai di olio di cocco
- 1 Cipollotto medio
- 1/4 cucchiaino di fiocchi di peperoncino
- 1 cucchiaio di olio di sesamo
- 1 cucchiaino di semi di sesamo
- Sale e pepe a piacere

INDICAZIONI
a) Scaldare 2 cucchiai di olio di cocco in una padella a fuoco medio-alto.
b) Aggiungere le tagliatelle e coprire. Cuocere per 5-7 minuti o fino a quando non saranno croccanti e dorate.
c) Togliere gli shirataki dalla padella e scolarli su carta assorbente. Accantonare.
d) Affettare sottilmente il cetriolo e metterlo in una ciotola. Condite con il cipollotto, i fiocchi di peperoncino, l'olio di sesamo e le tagliatelle.
e) Aggiustare di sale e pepe.
f) Guarnire con semi di sesamo e servire su un piatto.

76. Fattoush con zucca e mela

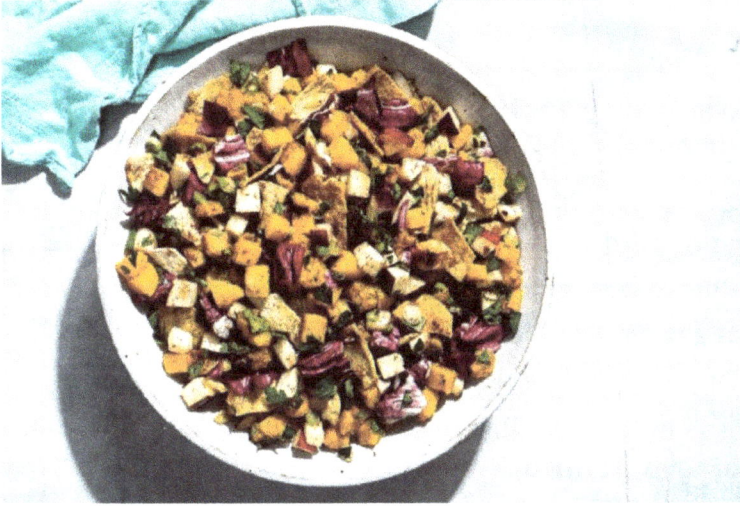

SERVE 4

ingredienti:

- 2 pita (8 pollici), dimezzati trasversalmente
- $\frac{1}{2}$ tazza di olio extravergine di oliva, diviso
- $\frac{1}{8}$ più $\frac{3}{4}$ cucchiaino di sale da cucina, diviso
- $\frac{1}{8}$ cucchiaino di pepe
- 2 libbre di zucca butternut, sbucciata, priva di semi e tagliata a pezzi da $\frac{1}{2}$ pollice
- 3 cucchiai di succo di limone
- 4 cucchiaini di sommacco macinato, più un extra per servire
- 1 spicchio d'aglio, tritato
- 1 mela, privata del torsolo e tagliata a pezzi da $\frac{1}{2}$ pollice
- $\frac{1}{4}$ di testa di radicchio, privato del torsolo e tritato (1 tazza)
- $\frac{1}{2}$ tazza di prezzemolo fresco tritato
- 4 scalogni, affettati sottili

Indicazioni:

a) Regolare le griglie del forno nella posizione centrale e più bassa e riscaldare il forno a 375 gradi. Usando delle forbici da cucina, tagliare il perimetro di ogni pita e separare in 2 rondelle sottili. Taglia ogni giro a metà.

b) Disporre le pitas con il lato liscio rivolto verso il basso su una griglia posizionata in una teglia bordata. Spennellare il lato ruvido delle pita in modo uniforme con 3 cucchiai di olio, quindi cospargere con $\frac{1}{8}$ di cucchiaino di sale e pepe.

c) Cuocere sulla griglia superiore fino a quando le pitas non saranno croccanti e dorate, da 8 a 12 minuti. Far raffreddare completamente.

d) Aumentare la temperatura del forno a 450 gradi. Condite la zucca con 1 cucchiaio di olio e $\frac{1}{2}$ cucchiaino di sale. Stendere in uno strato uniforme su una teglia bordata e arrostire sulla griglia inferiore fino a doratura e tenerezza, da 20 a 25 minuti, mescolando a metà. Mettere da parte a raffreddare leggermente, circa 10 minuti.

e) Sbatti insieme il succo di limone, il sommacco, l'aglio e il restante $\frac{1}{4}$ di cucchiaino di sale in una ciotolina e lascia riposare per 10 minuti. Sbattendo continuamente, spruzzare lentamente con $\frac{1}{4}$ di tazza di olio rimanente.

f) Rompi le pitas raffreddate in pezzi da $\frac{1}{2}$ pollice e mettile in una ciotola capiente. Aggiungere la zucca arrostita, la mela, il radicchio, il prezzemolo e lo scalogno. Condire il condimento sull'insalata e mescolare delicatamente per ricoprire. Condite con sale e pepe a piacere. Servire, cospargendo le singole porzioni di sommacco extra.

77.   Panzanella con Teste di violino

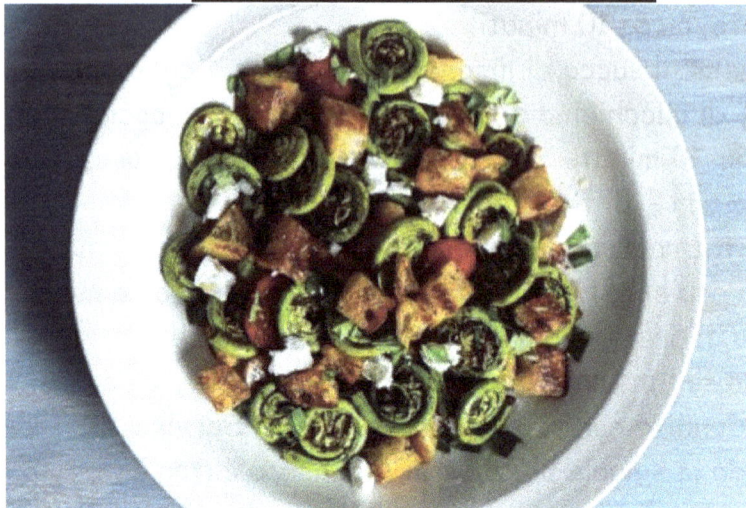

SERVE 4

ingredienti:

- Teste di violino da 1 libbra, tagliate e pulite
- $\frac{1}{2}$ cucchiaino di sale da cucina, diviso, più sale per sbollentare le teste di violino
- 6 once di ciabatta o pane a lievitazione naturale, tagliato a pezzi da $\frac{3}{4}$ di pollice (4 tazze)
- $\frac{1}{2}$ tazza di olio extravergine di oliva, diviso
- 1 spicchio d'aglio, tritato per incollare
- $\frac{1}{2}$ cucchiaino di pepe, diviso
- $\frac{1}{4}$ tazza di aceto di vino rosso
- 5 once di pomodori d'uva, dimezzati
- 2 once di formaggio di capra, sbriciolato ($\frac{1}{2}$ tazza)
- $\frac{1}{4}$ tazza di basilico fresco tritato

Indicazioni:

a) Portare a ebollizione 4 litri d'acqua in una pentola capiente. Riempi a metà una ciotola grande con acqua e ghiaccio. Aggiungere le teste di violino e 1 cucchiaio di sale all'acqua bollente e cuocere fino a quando non saranno croccanti, circa 5 minuti.

b) Usando una schiumarola a ragno o un mestolo forato, trasferisci le teste di violino in un bagno di ghiaccio e lascia riposare fino a quando non si raffredda, circa 2 minuti. Trasferire le teste di violino su un piatto foderato con triplo strato di carta assorbente e asciugare bene.

c) Mescolare il pane, 3 cucchiai d'acqua e $\frac{1}{4}$ di cucchiaino di sale in una ciotola capiente, strizzando delicatamente il pane fino a quando l'acqua non viene assorbita. Cuocere il composto di pane e $\frac{1}{4}$ di tazza di olio in una padella antiaderente da 12 pollici a fuoco medio-alto, mescolando spesso, fino a doratura e croccante, da 7 a 10 minuti.

d) Fuori dal fuoco, spingere il pane ai lati della padella. Aggiungi 1 cucchiaio di olio, aglio e $\frac{1}{4}$ di cucchiaino di pepe e cuoci usando il calore residuo della padella, schiacciando il composto nella padella, finché non diventa fragrante, circa 10 secondi. Mescolare il pane nella miscela di aglio, quindi trasferire i crostini nella ciotola per farli raffreddare leggermente, circa 5 minuti.

e) Sbattere l'aceto, i restanti 3 cucchiai di olio, il restante $\frac{1}{4}$ di cucchiaino di sale e il restante $\frac{1}{4}$ di cucchiaino di pepe in una ciotola capiente fino a quando non si sarà amalgamato. Aggiungere le teste di violino, i crostini e i pomodori e mescolare delicatamente per ricoprire. Condite con sale e pepe a piacere. Trasferire su un piatto da portata e spolverizzare con formaggio di capra e basilico. Servire.

78.   Insalata di verdure tritate e drupacee

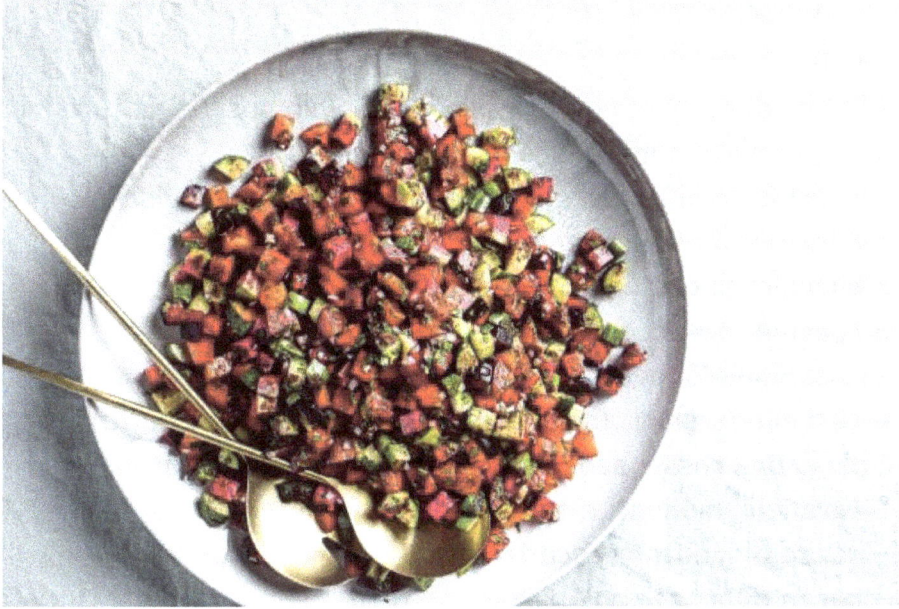

PER 4-6 PERSONE

ingredienti:

- 1 libbra di prugne, nettarine, pesche o albicocche mature ma sode, tagliate a metà, snocciolate e tritate
- $\frac{1}{2}$ cucchiaino più $\frac{1}{8}$ cucchiaino di sale da cucina, diviso
- $\frac{1}{2}$ cucchiaino di zucchero
- 2 cucchiai di olio extravergine di oliva
- 2 cucchiai di succo di limone
- $\frac{1}{4}$ cucchiaino di pepe
- 4 cetrioli persiani, tagliati in quarti per il lungo e tritati
- 1 peperone rosso, senza gambo, senza semi e tritato
- 4 ravanelli, mondati e tritati
- $\frac{1}{4}$ tazza di menta fresca tritata
- $\frac{1}{4}$ tazza di prezzemolo fresco tritato
- 1 scalogno, tritato
- 2 cucchiaini di sommacco macinato

Indicazioni:

a) Metti le prugne in una ciotola con $\frac{1}{2}$ cucchiaino di sale e zucchero.

b) Trasferire in un colino a maglia fine e lasciar scolare per 15 minuti, rigirando di tanto in tanto.

c) Sbattere l'olio, il succo di limone, il pepe e il restante $\frac{1}{8}$ di cucchiaino di sale insieme in una ciotola capiente. Aggiungere le prugne scolate, i cetrioli, il peperone, i ravanelli, la menta, il prezzemolo, lo scalogno e il sommacco e mescolare delicatamente.

d) Aggiustate di sale e pepe a piacere e servite subito.

79. Insalata Di Prezzemolo E Cetrioli Con Feta

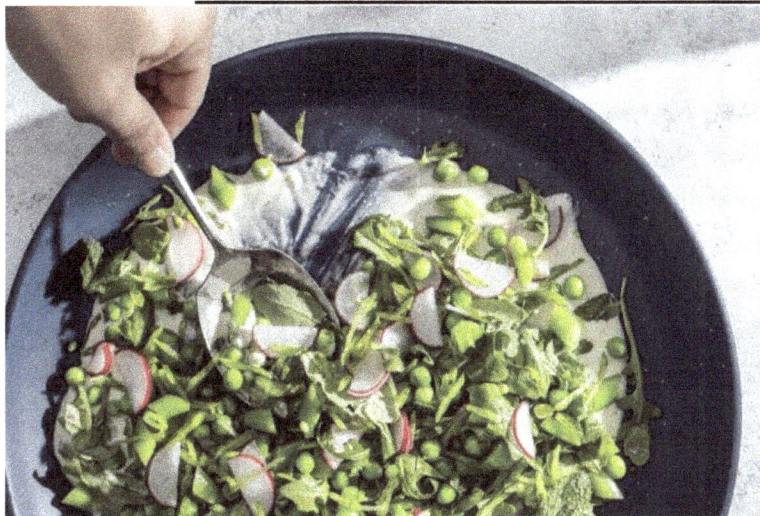

PER 4-6 PERSONE | 15 MIN

ingredienti:

- 1 cucchiaio di melassa di melograno
- 1 cucchiaio di aceto di vino rosso
- $\frac{1}{4}$ cucchiaino di sale da cucina
- $\frac{1}{8}$ cucchiaino di pepe
- Pizzicare il pepe di Caienna
- 3 cucchiai di olio extravergine di oliva
- 3 tazze di foglie di prezzemolo fresco
- 1 cetriolo inglese, tagliato a metà per il lungo e affettato sottilmente
- 1 tazza di noci, tostate e tritate grossolanamente, divise
- 1 tazza di semi di melograno, divisi
- 4 once di feta, tagliata a fette sottili

Indicazioni:

a) Sbatti insieme la melassa di melograno, l'aceto, il sale, il pepe e il pepe di Cayenna in una ciotola capiente. Sempre sbattendo, irrorate a filo d'olio fino a quando non si sarà emulsionato.

b) Aggiungi prezzemolo, cetriolo, $\frac{1}{2}$ tazza di noci e $\frac{1}{2}$ tazza di semi di melograno e mescola per ricoprire. Condite con sale e pepe a piacere.

c) Trasferire su un piatto da portata e guarnire con la feta, $\frac{1}{2}$ tazza di noci rimanenti e $\frac{1}{2}$ tazza di semi di melograno rimanenti.

d) Servire.

80.   Insalata Tripla Di Piselli

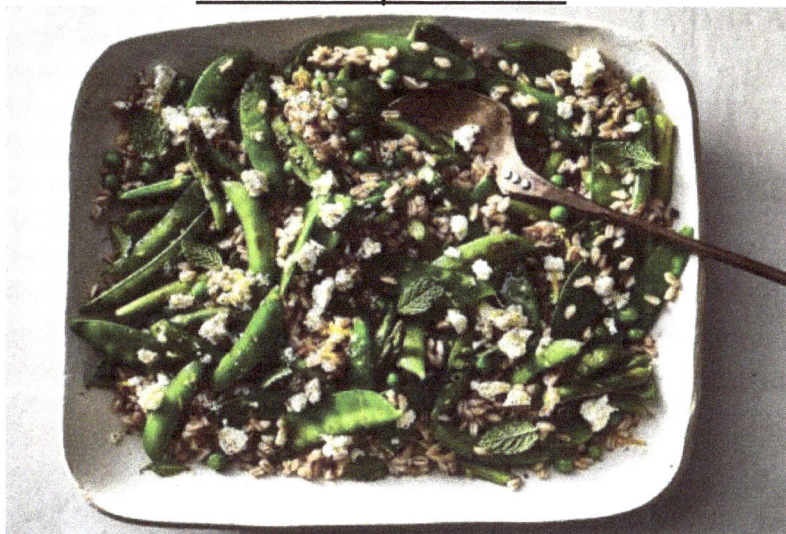

SERVE 4

ingredienti:

- 4 once di piselli zuccherati, senza fili, tagliati in sbieco in pezzi da $\frac{1}{2}$ pollice
- $\frac{1}{2}$ cucchiaino più un pizzico di sale da cucina, diviso, più sale per sbollentare
- 9 once di piselli inglesi sgusciati, sgusciati ($\frac{3}{4}$ tazza)
- 5 cucchiai di olio extravergine di oliva, divisi
- $\frac{1}{4}$ tazza di yogurt greco semplice
- 2 cucchiai più 1 cucchiaino di succo di limone, divisi
- 1 spicchio d'aglio, tritato
- 2 cucchiaini di senape di Digione
- $\frac{1}{4}$ cucchiaino di pepe
- 2 once (2 tazze) di rucola
- 4 once di piselli, senza fili, affettati sottili in sbieco
- 4 ravanelli, mondati, tagliati a metà e affettati sottili
- $\frac{1}{3}$ tazza di foglie di menta fresca, strappate se grandi

Indicazioni:

a) Riempi a metà una ciotola grande con acqua e ghiaccio. Adagiare lo scolapasta nel bagno di ghiaccio. Portare a ebollizione 1 litro di acqua in una casseruola media a fuoco alto.

b) Aggiungere i piselli e 1 cucchiaio di sale e cuocere fino a quando i piselli non saranno di un verde brillante e teneri e croccanti, per circa 1 minuto.

c) Usando una schiumarola a ragno o un mestolo forato, trasferisci i piselli nello scolapasta immerso nel bagno di ghiaccio. Aggiungere i piselli inglesi all'acqua bollente e cuocere fino a quando diventano verdi e teneri, per circa 1 minuto e mezzo.

d) Trasferire in uno scolapasta con i piselli e lasciar riposare finché non si raffredda, circa 5 minuti. Sollevare lo scolapasta dal bagno di ghiaccio e trasferire i piselli su un piatto foderato con carta assorbente a triplo strato e asciugare bene; accantonare.

e) Sbatti insieme $\frac{1}{4}$ di tazza di olio, yogurt, 2 cucchiai di succo di limone, aglio, senape, pepe e $\frac{1}{2}$ cucchiaino di sale in una ciotola. Distribuire la miscela di yogurt sul piatto da portata.

f) Mescolare la rucola, le taccole, i ravanelli, la menta e i piselli refrigerati con il restante 1 cucchiaino di succo di limone, il restante pizzico di sale e il restante 1 cucchiaio di olio in una grande ciotola separata.

g) Disporre l'insalata sopra la miscela di yogurt. Servite subito, unendo l'insalata con la miscela di yogurt mentre servite.

DOLCE

81.   <u>Crostatine di ananas e cocco</u>

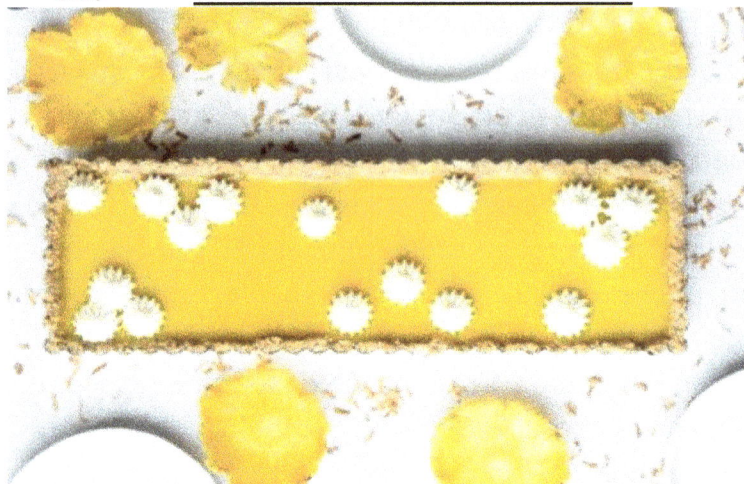

INGREDIENTI

- 100 g di mandorle
- 100 g di noci macadamia
- 50 g di scaglie di cocco
- 2 cucchiai di olio di cocco, sciolto
- pizzico di sale

RIEMPIMENTO

- 250 g di ananas, sbucciato e tagliato a tocchetti
- 1 lime, spremuto
- 1/8 cucchiaino di curcuma
- 1 tazza (249 ml) di crema al cocco
- 2 cucchiaini di agar agar in polvere

INDICAZIONI:

CROSTA

a) Preriscaldare il forno a 175°C (350°F)

b) Metti le noci e il cocco in un robot da cucina e mescola fino a ottenere una farina grossolana. Quindi aggiungere il resto degli ingredienti e lavorare fino a ottenere una consistenza sabbiosa bagnata. Aggiungere un po' d'acqua se necessario affinché si amalgami.

c) Foderate il fondo di una tortiera con fondo rimovibile con carta da forno.

d) Schiacciare la miscela di crosta in uno strato uniforme e verso l'alto i bordi.

e) Cuocere per 10 minuti; fare il ripieno mentre cuoce.

RIEMPIMENTO

f) Iniziamo frullando l'ananas in un mixer o in un robot da cucina.

g) Aggiungere il succo di lime, la curcuma e la crema di cocco e frullare fino a ottenere un composto liscio.

h) Scaldare il composto in un pentolino e aggiungere l'agar-agar. Mescolate continuamente e portate a bollore. Cuocere per qualche minuto mescolando. Raffreddare leggermente quindi aggiungere alla crosta cotta.
i) Riponete la crostata in frigo per almeno 4 ore.
j) Decorare con ananas e cocco.

82.   ChetoGizada

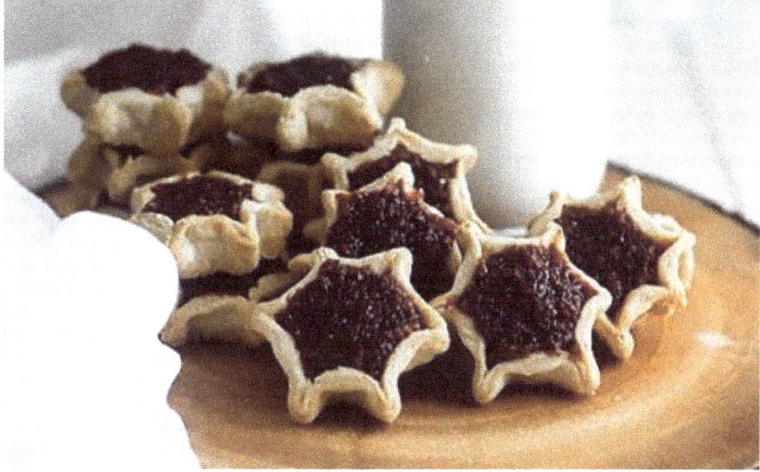

PER FA: 12-14 crostate
TEMPO DI PREPARAZIONE:20 minuti
TEMPO DI COTTURA: 20 minuti

INGREDIENTI
- 1 tazza di cocco fresco grattugiato
- 1 cucchiaino di noce moscata appena grattugiata o di noce moscata macinata
- 1 porzione di torta di crostata, refrigerata

INDICAZIONI:
a) Preparate la Crostata alla Torta
b) Preriscaldare il forno a 190°C (375°F). Imburrate una teglia e mettetela da parte.
c) Unire il cocco e la noce moscata in una ciotola. Staccare piccoli pezzi di pasta per torte e arrotolare ogni pezzo in un cerchio da 3 pollici ($7\frac{1}{2}$ cm) su una superficie leggermente infarinata.
d) Pizzicare il bordo di un cerchio di pasta per formare una cresta e riempire con 2 o 3 cucchiai della miscela di cocco. Adagiare sulla teglia preparata e ripetere con i restanti cerchi di pasta.
e) Cuocere le crostate fino a doratura, circa 20 minuti.
f) Raffreddare su una gratella.

83. Mele Otaheiti in camicia nel vino

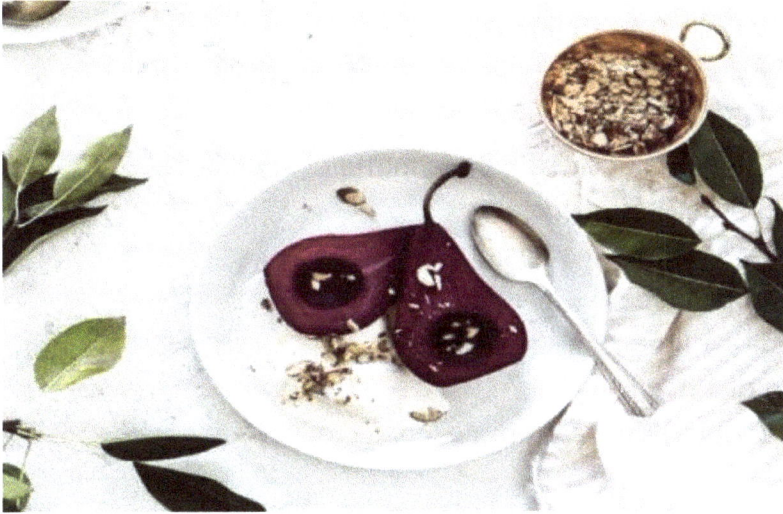

FA6
TEMPO DI PREPARAZIONE:5 minuti
TEMPO DI COTTURA: 15 minuti

INGREDIENTI
- 6 mele otaheiti sbucciate o pere mature, sbucciate
- 3 tazze (750 ml) di acqua
- 1 tazza (250 ml) di vino rosso secco
- 1 stecca di cannella
- La scorza di 1 lime
- La buccia di 1 arancia
- 1 tazza (250 ml) di crema di cocco

INDICAZIONI:
a) Metti le mele o le pere in una pentola capiente. Aggiungere tutti gli ingredienti, tranne la crema di cocco, e portare a bollore a fuoco vivo.
b) Ridurre il fuoco al minimo e cuocere a fuoco lento fino a quando la carne non è cotta ma soda, da 8 a 10 minuti. Fare attenzione a non cuocere troppo la frutta o si sfalderà.
c) Togliere le mele dalla padella e continuare a cuocere a fuoco lento il liquido fino a quando non si sarà ridotto.

84.   Budino Di Guaiava

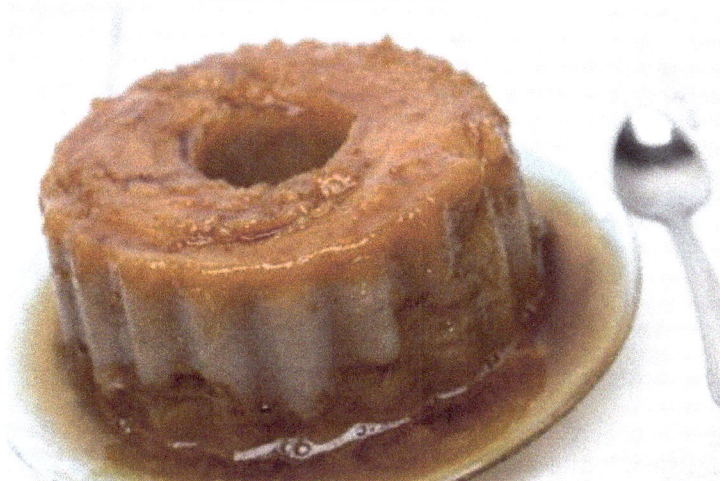

FA4-6

INGREDIENTI
- circa 6 guaiave mature, setacciate
- 3 uova, separate
- $\frac{3}{4}$ di latte

INDICAZIONI:
a) Mescolare tuorli e latte. Aggiungi guaiave.
b) Cuocere in forno moderato, 350 gradi Fahrenheit, per circa 25 minuti.
c) Coprire con la meringa a base di albumi montati a neve.
d) Rimettere in forno e cuocere fino a quando la meringa non sarà dorata.

85.   Budino di papaia chia

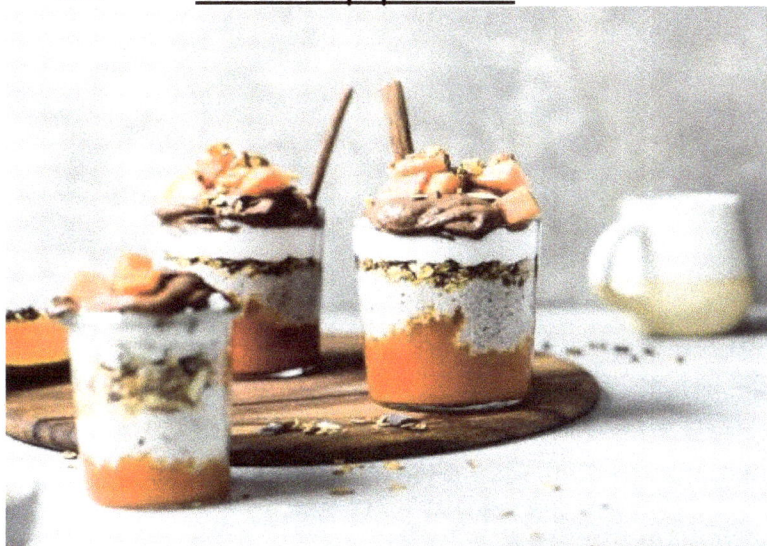

TEMPO DI PREPARAZIONE:10 minuti
TEMPO TOTALE: 10 minuti
FA: 2 PORZIONI

INGREDIENTI
- 1 papaia matura sbucciata, tagliata a metà con i semi scartati
- ½ tazza di semi di chia
- 1 tazza di latte di cocco

INDICAZIONI
a) In una piccola ciotola unisci sia il latte di cocco che i semi di chia - usa una forchetta o una piccola frusta e sbatti delicatamente per incorporare il latte di cocco ai semi di chia, quindi lascia addensare per 10 minuti
b) Usa una forchetta per rompere le metà della papaia e mettile da parte.
c) Ricoprite il fondo di un barattolo o di un bicchiere con metà della purea di papaia, quindi versate la chia gelatinosa

86. Budino Di Mais

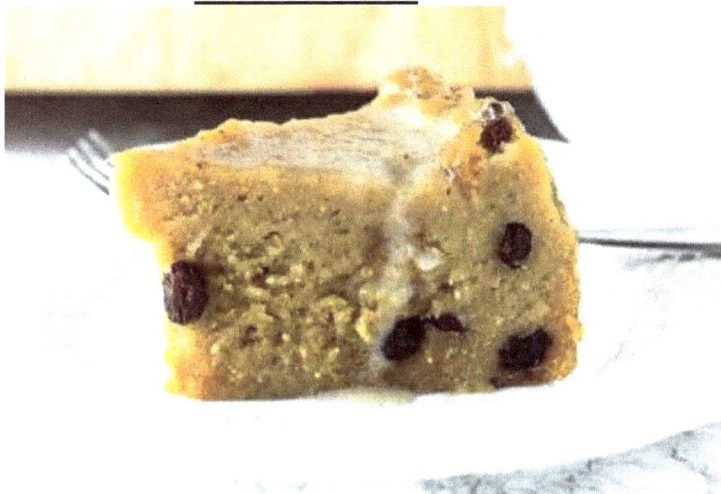

INGREDIENTI

- 3 tazze di farina di mais
- 3/4 di tazza di farina per tutti gli usi
- 5 tazze di latte di cocco denso
- 1/2 cucchiaino di spezie miste
- 1 1/2 cucchiaino di sale
- 1 1/2 cucchiaino di noce moscata grattugiata
- 1/2 tazza di cocco grattugiato

INDICAZIONI

a) Setacciare insieme farina e farina di mais.

b) Mescolare sale, noce moscata, spezie miste e latte di cocco.

c) Aggiungere al composto di farina di mais, mescolando fino a quando non ci sono grumi.

d) Versare in una teglia unta.

e) Aggiungere il cocco al composto.

f) Cuocere in forno a 180° per un'ora o fino a quando uno stuzzicadenti inserito non esce pulito.

87.   <u>Sorbetto al lime e avocado al coriandolo</u>

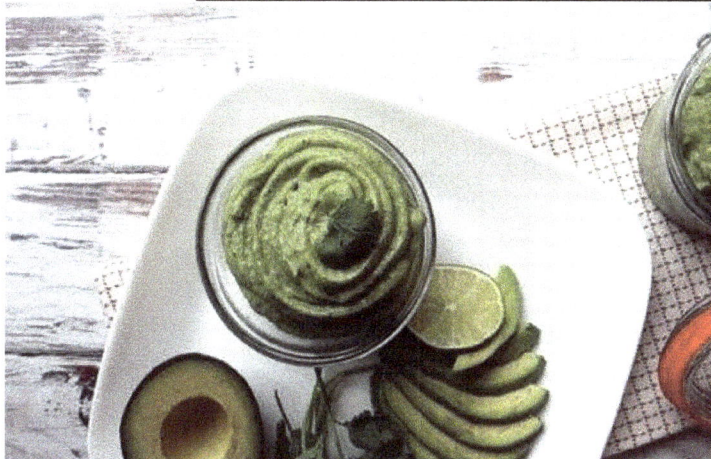

FA: 4
TEMPO TOTALE: 18 minuti

INGREDIENTI

- 2 Avocado (nocciolo e pelle rimossi)
- 1/4 tazza di eritritolo, in polvere
- 2 lime medi, spremuto e sbucciato
- 1 tazza di latte di cocco
- 1/4 cucchiaino di Stevia liquida
- 1/4 – 1/2 tazza di coriandolo, tritato

INDICAZIONI

a) Portare a bollore il latte di cocco in una casseruola. Aggiungere la scorza di lime.

b) Lasciar raffreddare il composto e poi congelare.

c) In un robot da cucina, unire l'avocado, il coriandolo e il succo di lime. Frullare fino a quando il composto non avrà una consistenza grossa.

d) Versare la miscela di latte di cocco e stevia liquida sugli avocado. Frullare il composto fino a raggiungere la consistenza adeguata. Occorrono circa 2-3 minuti per eseguire questa attività.

e) Riponete in congelatore per scongelare o servite subito!

88. Gelato alla keto moka

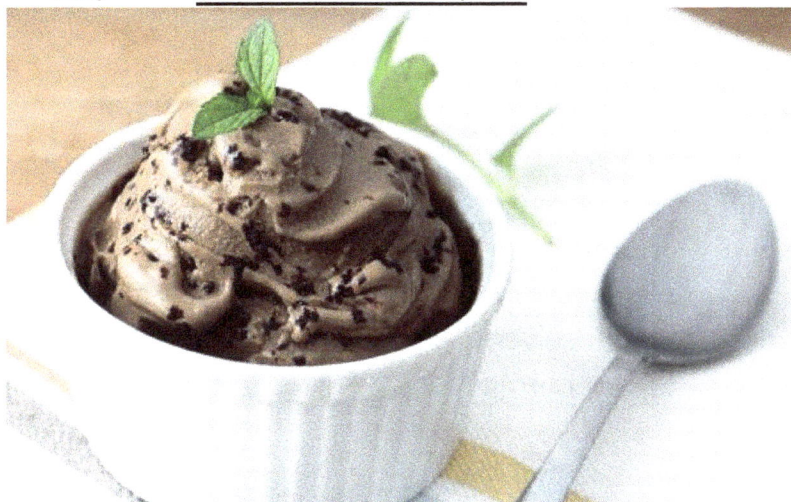

FA: 2
TEMPO TOTALE: 10 minuti

INGREDIENTI

- 1 tazza di latte di cocco
- 1/4 tazza di crema pesante vegana
- 2 cucchiai di eritritolo
- 20 gocce di Stevia Liquida
- 2 cucchiai di cacao in polvere
- 1 cucchiaio di caffè istantaneo
- menta

INDICAZIONI

a) Frullare tutti gli ingredienti, quindi trasferire nella gelatiera e mantecare per 15-20 minuti.

b) Quando il gelato sarà ben ghiacciato, servire subito con una foglia di menta.

89.　　Ciambelle al cioccolato e ciliegie

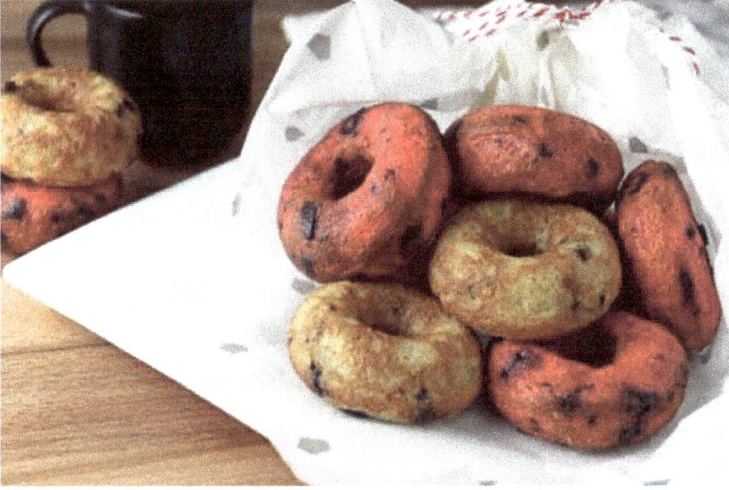

FA: 12
TEMPO TOTALE: 13 MINUTI

INGREDIENTI
INGREDIENTI SECCHI
- 3/4 tazza di farina di mandorle
- 1/4 tazza di farina di semi di lino dorati
- 1 cucchiaino di lievito per dolci
- Pizzico di sale
- 10 g di tavolette di cioccolato fondente, tagliate a cubetti

INGREDIENTI UMIDI
- 2 uova grandi
- 1 cucchiaino di estratto di vaniglia
- 2 1/2 cucchiai di olio di cocco
- 3 cucchiai di latte di cocco

INDICAZIONI
a) In una ciotola capiente, unire gli ingredienti secchi (tranne il cioccolato fondente).
b) Unire gli ingredienti umidi e poi incorporare le gocce di cioccolato fondente.
c) Collega la tua macchina per ciambelle e oliala se necessario.
d) Versare l'impasto nella macchina per ciambelle, chiudere e cuocere per circa 4-5 minuti.
e) Abbassare la fiamma al minimo e cuocere per altri 2-3 minuti.
f) Ripetete per il resto della pastella e poi servite.

90. Budino di more cheto

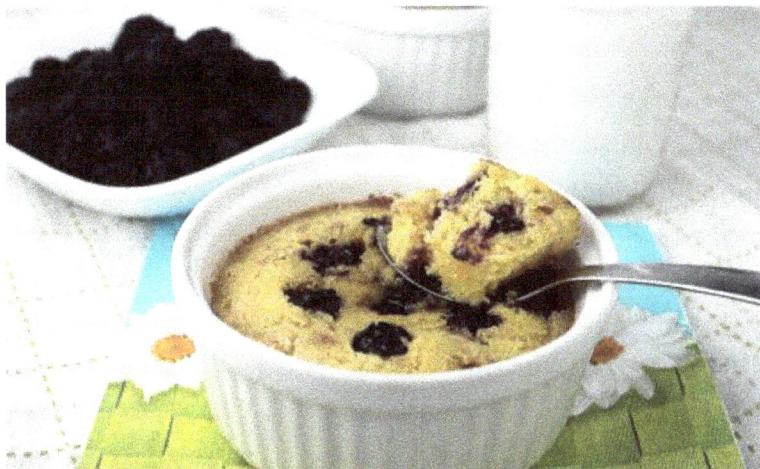

FA: 1
TEMPO TOTALE: 20 minuti

INGREDIENTI

- 1/4 tazza di farina di cocco
- 1/4 cucchiaino di lievito per dolci
- 2 cucchiai di olio di cocco
- 2 cucchiai di burro vegano
- 2 cucchiai di crema pesante vegana
- 2 cucchiaini di succo di limone
- Scorza di 1 limone
- 1/4 tazza di more
- 2 cucchiai di eritritolo
- 20 gocce di Stevia Liquida

INDICAZIONI

a) Preriscaldare il forno a 350 gradi Fahrenheit.
b) Setacciare gli ingredienti secchi sui componenti umidi e mescolare a bassa velocità fino a quando non saranno completamente amalgamati.
c) Dividere la pastella tra due stampini.
d) Spingere le more nella parte superiore della pastella per distribuirle equamente nella pastella.
e) Cuocere per 20-25 minuti.
f) Servite con sopra un ciuffo di panna montata!

91.   Crema Al Limone

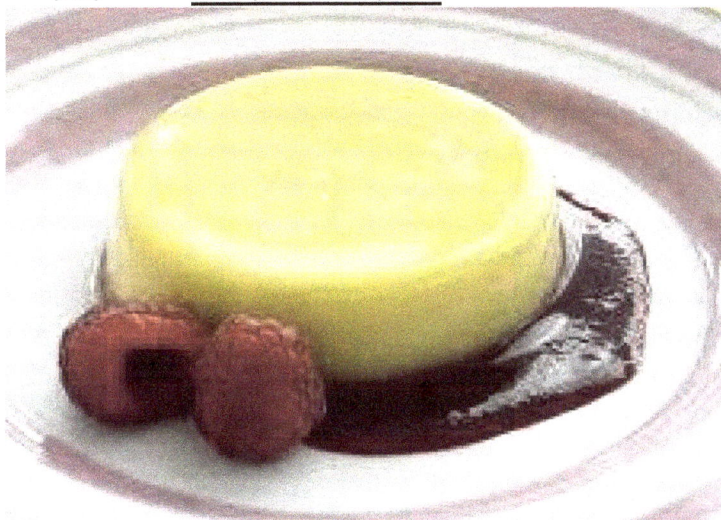

INGREDIENTI:

- $\frac{1}{4}$ di tazza di muschio di mare imbevuto
- 1 1/2 tazze di latte di noci
- $\frac{1}{2}$ tazza di noci imbevute
- 1 cucchiaino di scorza di limone
- 1/4 tazza di succo di limone
- 1/2 tazza di nettare d'agave
- 7-10 gocce di olio di limone
- 1/8 cucchiaino di curcuma
- 1/8 cucchiaino di cristalli di sale dell'Himalaya
- 1 cucchiaino di estratto di vaniglia

INDICAZIONI:

a) Mettere a bagno il muschio di mare per almeno 3 ore.

b) Frullare il muschio con il latte di noci o l'acqua di cocco fino a ottenere un composto omogeneo (potrebbe volerci circa un minuto).

c) Aggiungere il resto degli ingredienti e frullare ancora. Lasciar riposare in frigorifero fino a che liscio.

92. <u>Latte cremoso di mandorle/noci</u>

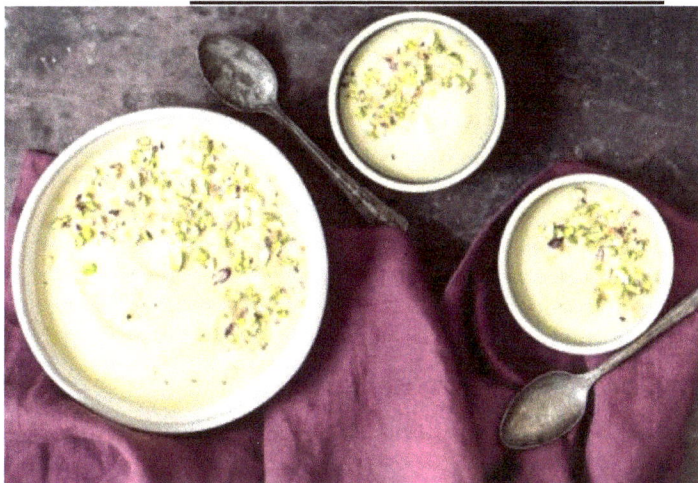

INGREDIENTI:

- 2 tazze di mandorle imbevute
- 4 tazze d'acqua
- 1 cucchiaino di vaniglia
- 2 cucchiai di muschio marino, imbevuto

INDICAZIONI:

a) Frullare le noci e l'acqua a fuoco alto fino a quando non saranno ben amalgamate.

b) Versare attraverso il sacchetto del latte di noci

c) Strizzare il sacchetto fino a quando tutto il liquido non viene rilasciato.

d) Aggiungere il muschio e frullare ancora fino a che liscio.

e) Conservare il latte in un barattolo di vetro in frigorifero per un massimo di 4 giorni.

93.   Crema al cioccolato

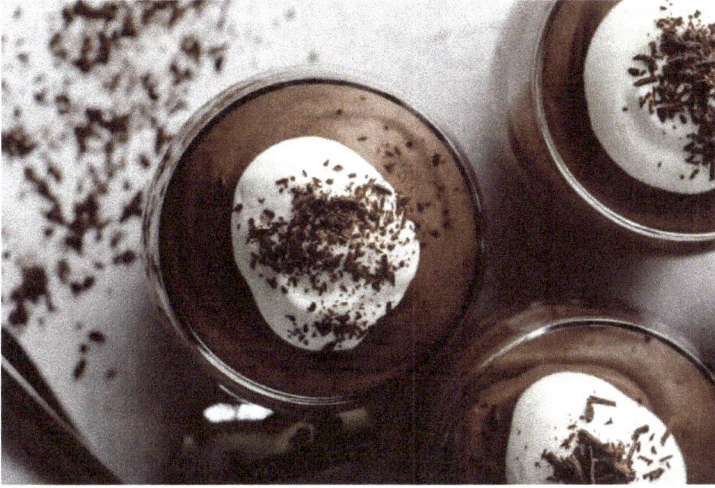

INGREDIENTI:

- 1 tazza di GOMMA di muschio di mare
- 2 tazze di latte di mandorle o di noci
- 1/2 tazza di cacao crudo o polvere di carruba
- 1 cucchiaino di estratto di vaniglia
- 1/4 cucchiaino di cristalli di sale dell'Himalaya
- 1 cucchiaino di estratto di vaniglia
- 1 tazza di nettare d'agave

INDICAZIONI:

a) Frullare fino a che liscio.
b) Versate nella crostata e fate rassodare in frigorifero per diverse ore.

94. Torta Di Lime Chiave

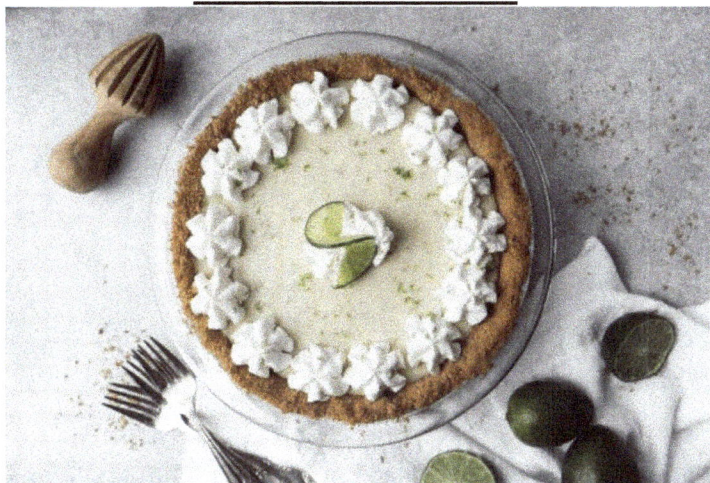

INGREDIENTI:

CROSTA:

- 2 tazze di noci macadamia
- 2 tazze di noci pecan
- 2 pizzichi di sale

RIEMPIMENTO

- 1 tazza di succo di lime
- 1 cucchiaino di cibo verde
- 1 tazza di avocado
- 1 1/2 tazze di latte di cocco
- 1 tazza di nettare d'agave
- 3 cucchiai di lecitina sale e vaniglia a piacere
- 1 tazza di olio di cocco inodore

CONDIMENTO DI MERINGA

- 1 oncia. (1/4 di tazza confezionata) Muschio di mare imbevuto e lavato
- 1/2 tazza d'acqua
- 2 tazze di latte di cocco
- 1/2 tazza di carne di cocco
- 1/2 tazza di anacardi imbevuti
- 6 cucchiai di agave
- sale e vaniglia a piacere
- 1 1/2 cucchiai di lecitina
- 1 tazza di olio di cocco (non profumato)

INDICAZIONI:

CROSTA:

a) Mettere tutti gli ingredienti in un robot da cucina e frullare fino a che liscio.

b) Premere in una tortiera e conservare in frigorifero fino a quando non sarà solida.

RIEMPIMENTO

c) Prepara il latte di cocco mescolando l'acqua di cocco giovane con la sua carne (circa $\frac{1}{2}$ tazza di carne di cocco con $1\frac{1}{2}$ tazza di acqua di cocco)

d) Frullare fino a che liscio.

e) Versare nella crostata e far rassodare in frigorifero

CONDIMENTO DI MERINGA

f) Immergere il muschio per 30 minuti - a 3 ore in acqua purificata e sciacquare bene e scolare.

g) Frullare il muschio marino e l'acqua per almeno 30 secondi o fino a quando non si sarà scomposto.

h) Aggiungere il resto degli ingredienti tranne la lecitina e l'olio di cocco e frullare fino a quando non saranno ben incorporati.

i) Mentre si frulla aggiunge la lecitina e l'olio di cocco fino a ottenere un composto liscio e cremoso.

j) Versare in una ciotola e conservare in frigorifero fino a quando non si addensa e si sente freddo.

95. Granita di fragole

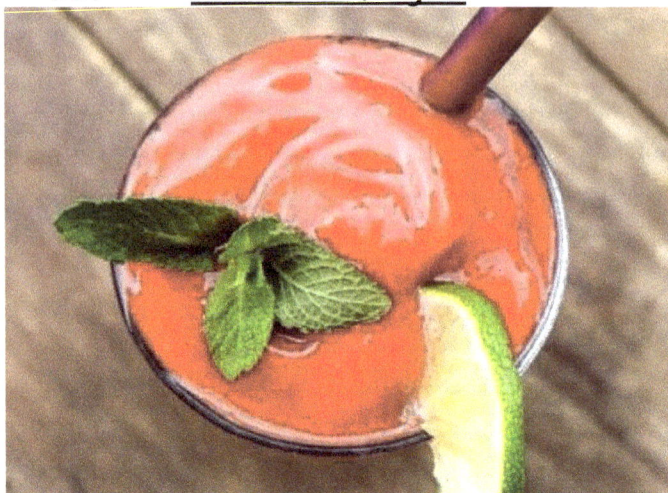

FA2

INGREDIENTI:

- 1 tazza di muschio marino essiccato
- 2 tazze d'acqua
- 3 tazze di fragole, congelate
- 1/4 tazza di gel di muschio marino fatto in casa
- 1 lime intero, spremuto, più 2 spicchi o ruote di lime per guarnire
- 1/4 di tazza d'acqua, più 1 o 2 cucchiai in più se necessario
- 2 cucchiai di nettare d'agave chiaro
- 10 foglie di menta fresca, più altre per guarnire

INDICAZIONI:

a) Sciacquare molto bene il muschio marino per rimuovere eventuali detriti che potrebbero indugiare al suo interno. Quindi immergilo in acqua pulita per trenta minuti. Ripeti questo ancora una volta.

b) Dopo aver completato il passaggio uno, immergi il muschio marino in acqua pulita (per favore non usare l'acqua del rubinetto) e mettilo in frigorifero per una notte o per almeno dieci ore. Assicurati che il muschio marino abbia molta acqua che lo copre perché si allargherà leggermente man mano che assorbe un po' d'acqua.

c) Il giorno seguente, scolare l'acqua e mettere il muschio marino in un frullatore ad alta potenza insieme a due tazze di acqua pulita.

d) Frullare a fuoco alto fino a ottenere un composto omogeneo.

e) Versare il gel in una grande mason.

f) Metti tutti gli ingredienti in un frullatore ad alta potenza e frulla fino a ottenere un composto estremamente liscio!

g) Guarnire con uno spicchio di lime e un rametto di menta fresca!

96.   Crostata di cachi e mandarino

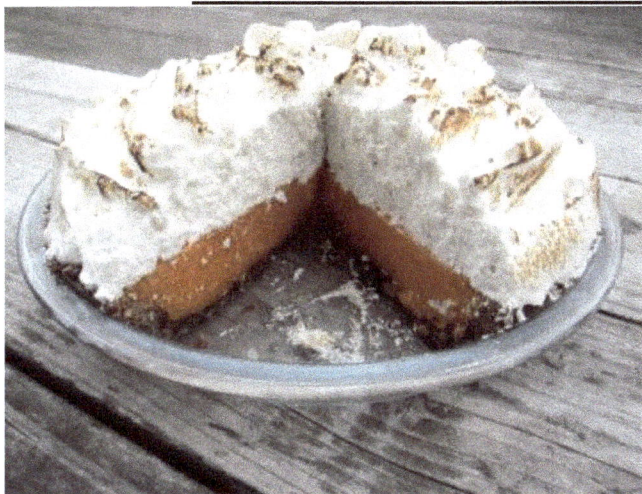

PER FA: 4 Porzioni

INGREDIENTI:
CROSTA DI CARAMELLO:
- 100 grammi di anacardi
- 50 grammi di cocco in scaglie
- 1 cucchiaio di burro di anacardi
- 1 cucchiaio di olio di cocco
- 2 pizzico di sale

MOUSSE AL MANDARINO:
- 60 grammi di anacardi
- 1/2 tazza di pasta di muschio di mare
- 1 mandarino
- 1 pizzico di sale
- 40 grammi di olio di cocco

CACHI MARINATI AL LIMONE:
- 2 cachi
- 1 cucchiaio di succo di limone
- 1 pizzico di sale

SALSA AL CIOCCOLATO BIANCO:
- 25 grammi. fuso in una doppia griglia Burro di Cacao Crudo
- 25 grammi di burro di anacardi
- 1 pizzico di sale

INDICAZIONI:
a) Metti gli ingredienti della crosta di caramello in una ciotola e usa una spatola per amalgamare bene. Stendete la crosta in modo uniforme in una tortiera con fondo removibile.
b) Mettere tutti gli ingredienti per la mousse al mandarino, tranne l'olio di cocco, in un frullatore. Frullare fino a quando non sarà completamente liscio.

c) Aggiungere l'olio di cocco e frullare ancora un po'. Versare nella crostata e far raffreddare in frigorifero per 3 ore fino a quando non si sarà solidificata.

d) Mettere gli ingredienti per i cachi marinati al limone in una ciotola. Mescolare leggermente per unire. Quando la mousse al mandarino si sarà indurita, adagiate sopra i cachi.

e) Mettere in una ciotola gli ingredienti per il cioccolato bianco e amalgamare con un cucchiaio di legno. Scaldare a bagnomaria fino a 42°C.

f) Togliere dal bagnomaria e mescolare bene con una spatola mentre si raffredda a circa 25°C.

g) Raffreddare il cioccolato bianco e con un cucchiaio versarlo sulla torta.

97.   Pane alla zucca cheto

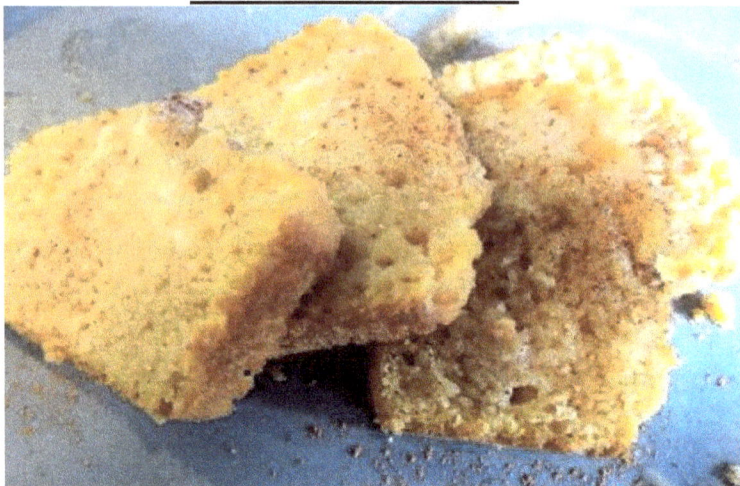

PER FA: 10 FETTE
TEMPO TOTALE: 20 MINUTI

INGREDIENTI
INGREDIENTI SECCHI
- 1 1/2 tazza di farina di mandorle
- 1/4 tazza di semi di chia
- 1/4 tazza di dolcificante cheto
- 1/4 tazza di pistacchi
- 2 cucchiaini di lievito per dolci
- 1 1/2 cucchiaino di spezie per torta di zucca
- 1/2 cucchiaino di sale kosher

INGREDIENTI UMIDI
- 1/2 tazza di purea di zucca
- 1/2 tazza di latte di cocco

INDICAZIONI
a) Preriscaldare il forno a 350 gradi Fahrenheit.
b) In una ciotola capiente setacciate insieme tutti gli ingredienti secchi.
c) Unire lentamente la purea di zucca e il latte di cocco.
d) Ungete leggermente una normale teglia per pane.
e) Mettere l'impasto nella teglia e stenderlo uniformemente. Aggiungere i pistacchi se lo si desidera.
f) Cuocere il pane per 15 minuti.
g) Sfornare la pagnotta e metterla da parte a raffreddare.
h) Tagliare a fette e servire!

98.　　　Biscotti Keto Mini Buckeye

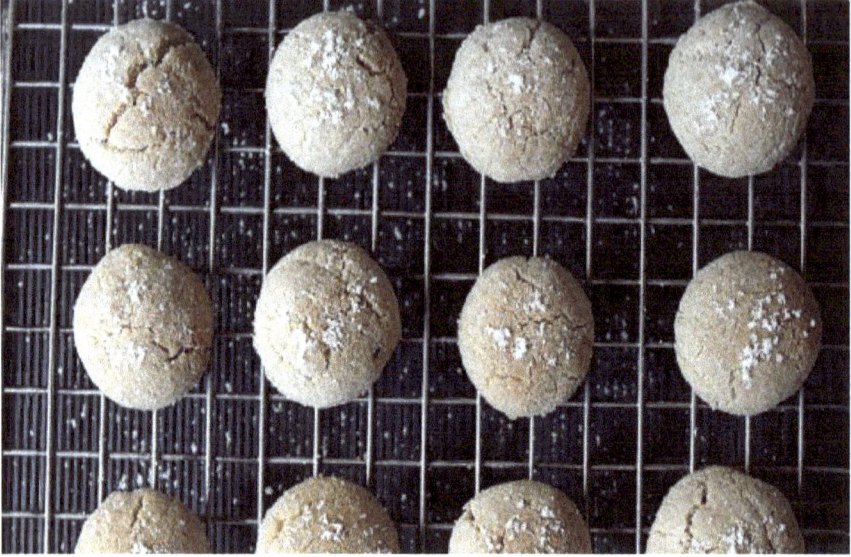

PER FA: 20 biscotti.
TEMPO TOTALE: 18 minuti

INGREDIENTI

- 2 1/2 tazze di farina di mandorle
- 1/4 di tazza di olio di cocco
- 1/4 di tazza di eritritolo
- 1 cucchiaio di estratto di vaniglia
- 1 1/2 cucchiaino di lievito per dolci
- 1/2 cucchiaino di sale
- 3-4 Quadrati di Cioccolato Fondente

INDICAZIONI

a) Preriscaldare il forno a 350 gradi Fahrenheit.

b) Unisci l'olio di cocco e l'estratto di vaniglia in una ciotola capiente.

c) Unisci la farina di mandorle, l'eritritolo, il lievito e il sale in una ciotola separata.

d) Incorporate i componenti secchi agli ingredienti umidi utilizzando un setaccio. Unite tutto l'impasto a palla con le mani.

e) Quindi, uno alla volta, strappare piccole porzioni di pasta.

f) Tagliare le barrette di cioccolato a pezzetti. Premere un pezzetto di cioccolato nell'impasto. Con le mani sigillate l'impasto.

g) Ripetere per tutti i biscotti.

h) Cuocere i biscotti per 15-18 minuti.

99. Brownies al cioccolato Keto

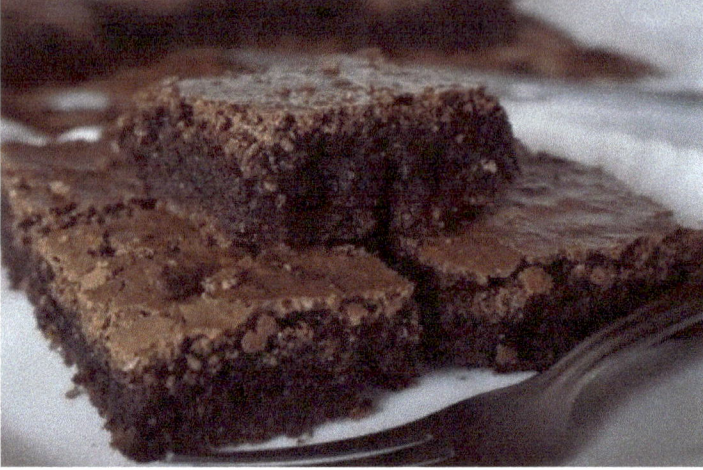

PER FA: 8 FETTE
TEMPO TOTALE: 20 MINUTI

INGREDIENTI

- 2 tazze di farina di mandorle
- 1/2 tazza di cacao in polvere
- 1/3 di tazza di eritritolo
- 1/4 tazza di olio di cocco
- 2 uova
- 1 cucchiaio di semi di chia
- 2 cucchiai di caramello salato
- 1 cucchiaino di lievito per dolci
- 1/2 cucchiaino di sale

INDICAZIONI

a) Preriscaldare il forno a 350 gradi Fahrenheit.
b) Nel frattempo, sbatti insieme tutti gli ingredienti umidi: eritritolo, olio di cocco, uova e caramello salato in un piatto da portata.
c) Unisci tutti gli ingredienti secchi in una ciotola separata: farina di mandorle, cacao in polvere, semi di chia, lievito in polvere e sale.
d) Unire entrambi gli ingredienti il più accuratamente possibile.
e) Versare l'impasto in una teglia 11x7 e cuocere per 20 minuti.

100.   <u>Torta vegana di mousse al cioccolato</u>

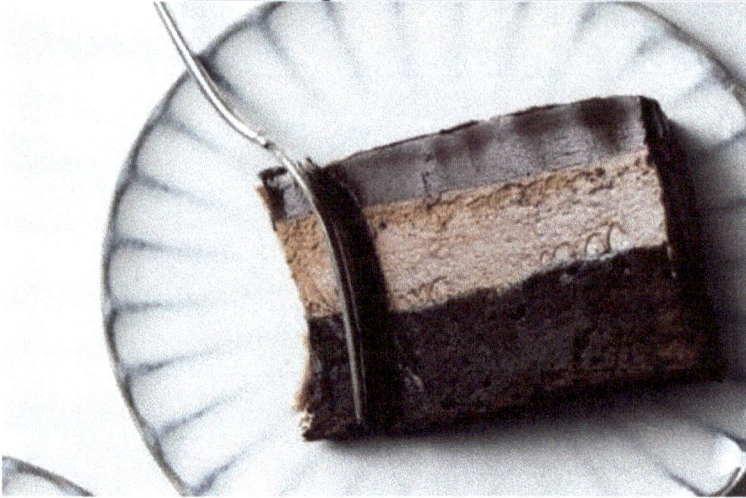

FA: 6
TEMPO TOTALE: 20 minuti

INGREDIENTI
MOUSSE
- 1 confezione (12 once) di tofu di seta sodo, sgocciolato
- 1 cucchiaino di puro estratto di vaniglia
- 1 tazza di cioccolato semidolce vegano

TORTA
- 11/2 tazza di farina per tutti gli usi
- $^1/4$ tazza di cacao amaro in polvere
- 1 cucchiaino di bicarbonato di sodio
- $^1/4$ cucchiaino di sale
- $1\frac{1}{2}$ tazza di olio di canola
- 1 cucchiaio di aceto di mele
- 11/2 cucchiaini di puro estratto di vaniglia
- 1 tazza di acqua fredda
- 2 tazzeGanache vegana al cioccolato, leggermente raffreddato

INDICAZIONI
a) Per fare la mousse, frullate il tofu con l'estratto di vaniglia e il cioccolato fino ad ottenere un composto omogeneo.

b) Preparare la torta: unire la farina, il cacao, il bicarbonato e il sale in una ciotola capiente e mescolare fino a quando non saranno ben amalgamati. Unire l'olio, l'aceto, la vaniglia e l'acqua fino a quando non saranno ben amalgamati.

c) Raschiare l'impasto nella teglia preparata e cuocere per 20 minuti.

d) Tagliate la torta a metà orizzontalmente con un coltello seghettato per fare due strati. Usa la mousse per glassare la parte superiore di uno degli strati. Terminate con lo strato finale di torta.

e) Mettere in frigo la torta per farla solidificare prima di affettarla.

CONCLUSIONE

Non si può negare che la dieta cheto regna ancora come una delle diete più popolari in questo momento. L'obiettivo è consumare più calorie da proteine e grassi consumando meno calorie dai carboidrati.

Una cosa che molte persone noteranno per prima sulla dieta è la perdita di peso. Oltre a perdere peso, altri vantaggi della dieta cheto includono:

A. Controllo della glicemia.
B. La salute del cuore. La dieta cheto può migliorare i livelli di colesterolo totale e talvolta aumentare il livello di colesterolo buono.
C. Mantenimento della massa corporea magra. Con l'avanzare dell'età, è comune perdere muscoli e talvolta sentirsi più deboli. La dieta cheto può aiutarti a mantenere i muscoli più a lungo, il che è probabile perché otterresti più proteine e limiteresti i cibi malsani.

www.ingramcontent.com/pod-product-compliance
Lightning Source LLC
Chambersburg PA
CBHW060316030426
42336CB00011B/1069